# 老偏方大全

鲁一山 主编

邵世营 副主编

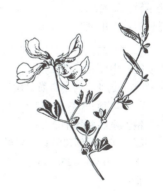

中原农民出版社

·郑州·

**图书在版编目（CIP）数据**

老偏方大全 / 鲁一厶主编 . -- 郑州：中原农民出版社，2025.5. -- ISBN 978-7-5542-3138-8

Ⅰ . R289.2

中国国家版本馆 CIP 数据核字第 2025PM2265 号

## 老偏方大全
LAO PIANFANG DAQUAN

| | |
|---|---|
| 出 版 人：刘宏伟 | 责任印制：孙　瑞 |
| 选题策划：柴延红 | 美术编辑：杨　柳 |
| 责任编辑：柴延红 | 特约设计：东合社 |
| 责任校对：王艳红 | |

出版发行：中原农民出版社
　　　　　地址：河南自贸试验区郑州片区（郑东）祥盛街 27 号 7 层
　　　　　电话：0371-65788879
经　　销：全国新华书店
印　　刷：河南承创印务有限公司
开　　本：160mm×230mm　1/16
印　　张：10
字　　数：190 千字
版　　次：2025 年 5 月第 1 版
印　　次：2025 年 5 月第 1 次印刷
定　　价：58.00 元

如发现印装质量问题，影响阅读，请与出版社联系调换。

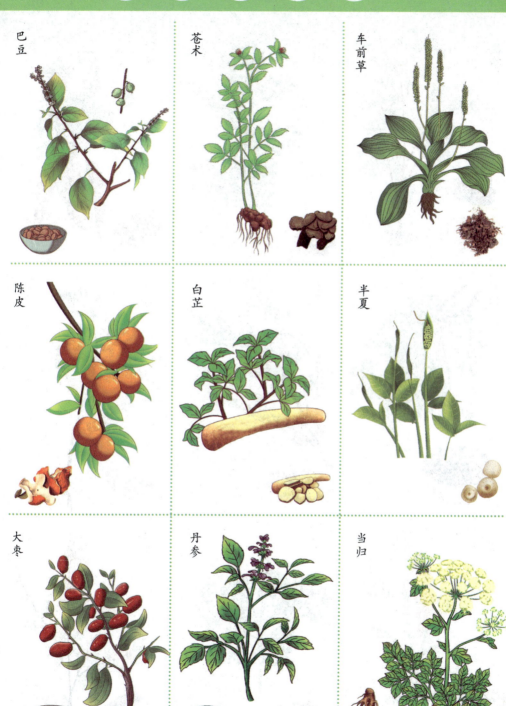

巴豆

苍术

车前草

陈皮

白芷

半夏

大枣

丹参

当归

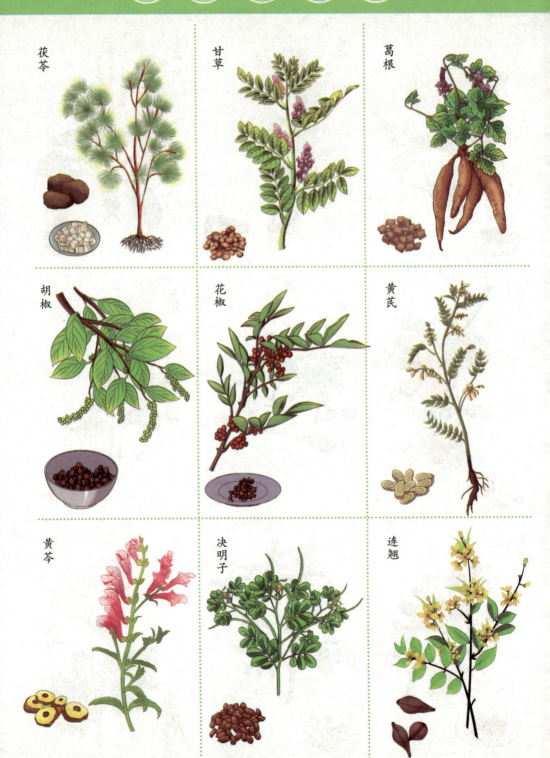

茯苓

甘草

葛根

胡椒

花椒

黄芪

黄芩

决明子

连翘

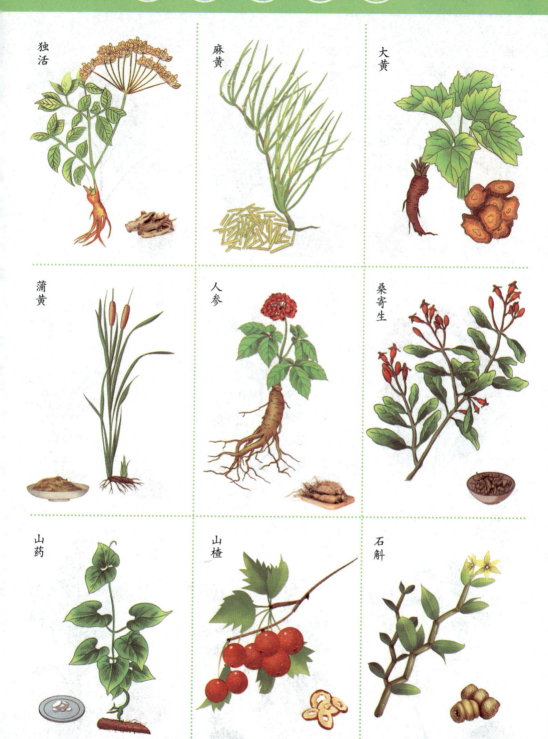

独活

麻黄

大黄

蒲黄

人参

桑寄生

山药

山楂

石斛

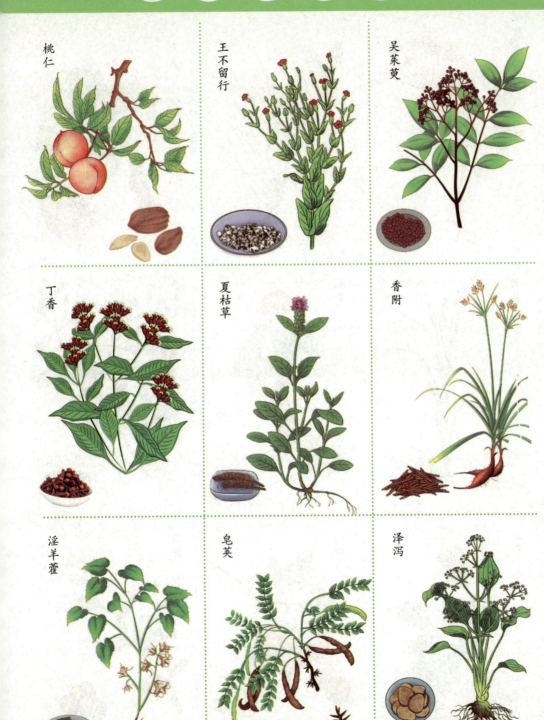

桃仁

王不留行

吴茱萸

丁香

夏枯草

香附

淫羊藿

皂荚

泽泻

中华医药博大精深。至今，在民间仍大量流传着珍贵的偏方、验方。例如，一棵葱、一头蒜就可治病；一片绿叶就能使癫痫患者立刻苏醒；一杯白开水就能止住打嗝……这些偏方取材方便，疗效显著。类似这种不花钱或少花钱就能治病的偏方，不胜枚举，它不仅是众多医家心血的结晶，更是造福广大人民的巨大财富。

为了能帮助人们解决日常生活中出现的疾病隐患，让中华医学经典能发扬光大，也为了更好地发掘民间有效偏方，我们精心编选了这部《老偏方大全》。

本书所列偏方所用均是人们日常生活中常见的药材，取材方便，操作简单易行，对内科、外科、妇科、儿科、皮肤科、五官科等多种疾病均有不同程度的功效。

中医讲究辨证施治，医方需要在医师指导下选择使用。如果病情严重还须及时就医，请勿擅自用药。

因编者水平有限，书稿中疏漏之处在所难免，敬请读者批评指正。

编者

2024 年 8 月

# 第一章　内科

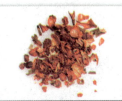
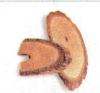
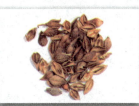

## 第二章　外科

## 第三章　妇科

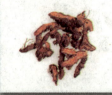
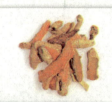
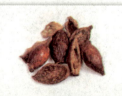

## 第四章　皮肤科

## 第五章　五官科

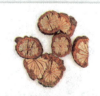
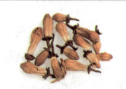
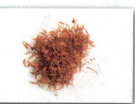

## 第六章　美容科

## 附：保健滋补方

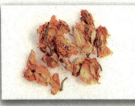 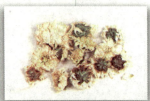 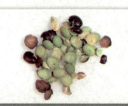

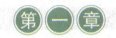

# 内科

## 感冒

感冒俗称"伤风"，是由病毒引起的一种呼吸道疾病，一年四季均可发生。在一个时期内广泛流行、证候相似者，称为时行感冒，也称流行性感冒（简称流感）。本病以咽喉发痒、鼻塞、流涕、咳嗽、咳痰、头痛、发热、全身疲倦、四肢酸痛等为主要症状。在身体过度疲劳、寒暖失常、抵抗力低下时容易发生。

### 绿豆、麻黄治疗流感

【配方】绿豆30克，麻黄9克。
【用法】用水淘洗绿豆、麻黄，然后放入锅内加水烧开，撇去浮沫，改用小火煮至绿豆开花，饮汁。
【功效】清热解毒。
【主治】流感。

### 核桃、生姜等治疗感冒发热

【配方】核桃仁、葱白、生姜各25克，茶叶15克。
【用法】将核桃仁、葱白、生姜一起捣烂，与茶叶一同放入砂锅中，加水一碗半煎煮。

去渣一次喝下，盖被发汗，注意避风。
【功效】解表散寒，发汗退热。
【主治】感冒发热，头痛无汗。

### 西瓜、番茄治疗夏季感冒

【配方】西瓜、番茄各适量。
【用法】西瓜取瓤，去籽，用纱布挤出汁液。番茄先用沸水烫一下，然后剥去皮，再用纱布挤出汁液。把西瓜汁和番茄汁混合，代茶饮用。
【功效】清热解毒，祛暑化湿。
【主治】夏季感冒，症见发热、口渴、烦躁、小便赤热、食欲不佳、消化不良等。

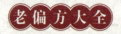
## 米醋预防流感

【配方】米醋不拘量。

【用法】米醋加水适量，文火慢熬，在室内熏蒸约60分钟。

【功效】消毒杀菌。预防流感。

## 甘蔗等治疗发热、咽喉痛

【配方】甘蔗500克，萝卜500克，金银花10克，竹叶5克，白糖适量。

【用法】萝卜与甘蔗切块放入砂锅内加水，放入金银花、竹叶一起熬汤，服用时加入白糖。可当茶饮，每日数次。

【功效】消积化热，润燥止痛。

【主治】感冒，症见发热、咽喉疼痛及鼻干等。

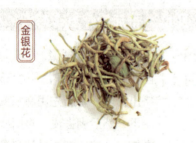
金银花

## 萝卜、橄榄治疗流感

【配方】萝卜200克，橄榄5枚。

【用法】将萝卜洗净，切成小块，与橄榄一起煮汤。每日3次，用量不限。

【功效】清热解毒。

【主治】流感、白喉等。

## 糯米、生姜等治疗风寒感冒

【配方】糯米100克，葱白、生姜各20克，食醋30毫升。

【用法】先将糯米煮成粥，再把葱白、生姜捣烂放入粥内，待沸后煮5分钟。然后倒入食醋，立即起锅。趁热服下，上床盖被以助药力。15分钟后，便觉胃中热气升腾，遍体微热而出小汗。每日早、晚各1次，连服4次即愈。

【功效】发表解毒，驱散风寒。

【主治】外感初起周身疼痛，恶寒怕冷无汗，脉紧，其效甚佳。

【注意事项】风热感冒不宜服用。

# 咳嗽

咳嗽是肺部疾病的主要症状。有声无痰为咳，有痰无声为嗽，既有声又有痰称为咳嗽。咳嗽虽然常见于肺部疾病，但与其他脏腑都有关系。发病多见于老人和幼儿，尤以冬春季节为最多。以咳嗽为主要临床症状的疾病，多见于现代医学的呼吸道感染、急慢性支气管炎、肺炎、肺结核、百日咳等疾病。

## 芝麻、冰糖治疗夜咳

【配方】生芝麻 15 克，冰糖 10 克。

【用法】生芝麻与冰糖一起放入碗中，用开水冲饮。

【功效】润肺，生津。

【主治】夜咳不止，咳嗽无痰。

## 芫荽、饴糖等治疗咳嗽

【配方】芫荽（香菜）30 克，饴糖 30 克，大米 100 克。

【用法】将大米洗净，加水煮汤。取大米汤 3 汤匙与芫荽、饴糖搅拌后蒸 10 分钟。趁热 1 次服，注意避风寒。

【功效】发汗透表。

【主治】伤风感冒引起的咳嗽。

## 川贝母、蜂蜜治疗咳嗽

【配方】川贝母 6 ～ 12 克（如用浙贝母，则用 3 ～ 6 克），蜂蜜 15 ～ 30 克。

【用法】将川贝母打碎，与蜂蜜共置炖盅内，隔水炖 15 ～ 20 分钟，1 次服完。

【功效】清热润肺，化痰止咳。

【主治】肺燥咳嗽。

## 蜜枣、板油丁等治疗肺虚久咳

【配方】蜜枣 10 枚，山药 1 000 克，白糖 350 克，板油丁 100 克，桂花汁、水淀粉、熟猪油各少许。

【用法】①将山药洗净，放入锅内，加清水淹没山药为度，用旺火煮，待山药较烂时捞起，去皮，用刀切成 6 厘米长、3 厘米宽的长方形，拍扁。蜜枣一切两半去核待用。②半大汤碗内涂抹上熟猪油，碗底排上蜜枣，再排上一层山药，夹一层糖、板油丁，逐层放至碗口，撒上糖，扣上盖盘，上笼蒸1小时左右，然后取下，翻身入盘。③炒锅上火，滤入盘内汤汁，放入清水100毫升、白糖150克和少许桂花汁烧沸，用水淀粉勾芡，起锅浇在山药上即成。

【功效】补肾润肺。

【主治】肺虚久咳，脾虚腹泻，神疲体倦，四肢无力。

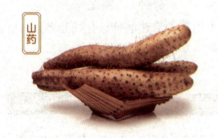

山药

### 橘皮、粳米治疗咳嗽

【配方】橘皮15～20克（鲜者30克），粳米50～100克。

【用法】先把橘皮煎取药汁，去渣，然后加入粳米煮粥，或将橘皮晒干，研为细末，每次用3～5克调入已煮沸的稀粥中，再共煮为粥。

【功效】顺气、化痰。

【主治】痰湿蕴肺或痰湿阻肺之咳嗽。

### 鲜姜、芥菜治疗咳嗽

【配方】鲜姜10克，鲜芥菜80克，食盐少许。

【用法】将鲜芥菜洗净后切成小段，鲜姜切成片，加入水4碗煎至2碗，用食盐调味。每日分2次服，连用3日见效。

【功效】疏风散寒，宣肺止咳。

【主治】风寒咳嗽，伴头痛、鼻塞、四肢酸痛等。

### 川贝母、苦杏仁等治疗咳嗽

【配方】川贝母3克，苦杏仁9克，梨汁1小杯，糖适量。

【用法】将苦杏仁用水泡软后捣碎，加入水200毫升，煎汤去渣，加入川贝母、梨汁、糖，搅拌成杏仁乳。每日2次，每次15毫升。

【功效】清热润燥，化痰止咳。

【主治】咳嗽。

# 发热

　　发热是临床常见的一种症状。病因非常复杂，主要有外感六淫之邪、内脏阴阳失调、食积、痰郁、情志等诸多原因。中医认为外感发热多由六淫、疫疠等外邪侵袭引起，有表证、里证、半表半里证之分。表证常见恶寒、发热、头痛、鼻塞等，治宜发汗解表；里证常见壮热并伴烦躁、口渴、腹满胀痛、便秘等，治宜清里除热；半表半里证见寒热往来、胸胁痞满、口苦咽干等，治宜和解。若邪气入于营分、血分，则出现高热并伴以各症，治宜清凉解毒、凉血开窍。内伤发热，治宜甘温除热；阴虚多为低热或潮热，并有虚烦、盗汗、消瘦等，治宜滋阴清热。

## 淡竹叶、地肤子解毒退热

【配方】淡竹叶 30 克，地肤子 60 克。

【用法】将淡竹叶、地肤子共煎 2次，每次用水 500 毫升，煎 30 分钟，两次药汁混合，取汁当茶饮。

【功效】清热解毒。

【主治】流感、高热烦渴或原因不明的高热。

## 牡丹皮、霜桑叶等治疗长期低热

【配方】牡丹皮 12 克，霜桑叶、地骨皮各 10 克，柴胡 14 克。

【用法】上述 4 味药加水后用文火煎煮，分次饮服。

【功效】清热凉血。

【主治】长期低热。

地骨皮

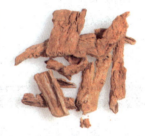

## 大青叶、金银花等疏散风热

【配方】大青叶 10 克，金银花 15 克，蜂蜜 50 克。

【用法】将大青叶和金银花水煎 3～5分钟后去渣，在汤液中加入蜂蜜搅匀饮用。发热较重不退者每日可服 3～4 剂。

【功效】疏散风热。

【主治】外感风热，发热较重者。

## 菊花、白菜根等清暑退热

【配方】菊花15克，白菜根3～5个，白糖适量。

【用法】将白菜根洗净、切片，与菊花共同水煎，加白糖趁热饮服，盖被发汗。

【功效】清暑退热。

【主治】夏季暑湿发热。

## 枸杞根、何首乌等治疗发热

【配方】枸杞根（地骨皮）30克，何首乌20克，胡黄连10克。

【用法】水煎服。

【功效】清热凉血。

【主治】外感高热。

## 芦根、薄荷等治疗流感发热

【配方】芦根30克，薄荷、浮萍各9克，白菜根1个。

【用法】水煎，分次服用。

【功效】清热解表。

【主治】流感发热。

## 荆芥、紫苏叶等治疗风寒发热

【配方】荆芥、紫苏叶、生姜各10克，茶叶6克，红糖30克。

【用法】将荆芥、紫苏叶、生姜切成粗末，与茶叶一起放入瓷缸内，用开水冲泡，盖严，将红糖放入另盅或碗内；用开水浸泡的药液趁热倒入，与红糖拌和，置大火上煮沸，即可趁热服下。服后盖被而卧，取微汗出，即可退热，剩下的药液煮热当茶饮。

【功效】发汗解表，散寒退热。

【主治】风寒所致的发热。

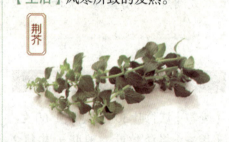

荆芥

## 绿豆、绿茶等治疗体内积热

【配方】绿豆50克，绿茶5克，冰糖15克。

【用法】绿豆洗净，捣碎，放入砂锅加水3碗煮至1碗半，再加入绿茶煮5分钟，加入冰糖拌化，待温分2次服食。每日1次，连服3日。

【功效】清热祛火。

【主治】春季体内积热。

# 哮喘

哮喘是一种以发作性喉中哮鸣有声，呼吸困难，甚则喘息不得平卧为主要表现的疾病。此病以春秋二季的发病率较高，常反复发作，每因气候骤变而诱发，以夜间和清晨居多，往往迁延难愈。病程越长，对患者机体的影响则越大。发作时，应当先除邪治标，寒证用温化宣肺，热证用清热肃肺，佐以止咳、化痰、平喘之药，病久兼虚，当标本兼治。未发作时，应当用益气、健脾、补肾等法扶正培本。

## 猪板油、麦芽糖等治疗哮喘

【配方】猪板油、麦芽糖、蜂蜜各120克。

【用法】将上述3味药共熬成膏，每日数次，每次1汤匙，口中含化，数日后哮喘即止。常服，病可除根。忌食生冷及辛辣刺激性食物。

【功效】润肺平喘。

【主治】咳嗽痰喘。

## 仙人掌、蜂蜜治疗支气管哮喘

【配方】仙人掌（去皮、针）30克，蜂蜜适量。

【用法】煎服。每日1剂，喘消为止。

【功效】清热健脾，润肺。

【主治】支气管哮喘。

## 白茅根、桑白皮治疗哮喘

【配方】白茅根、桑白皮各1把。

【用法】水煎饭后服。

【功效】清热宣肺。

【主治】支气管哮喘。

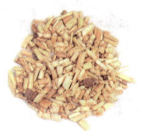

## 白果、白糖等治疗哮喘

【配方】水发白果150克，白糖100克，淀粉25克，清水250毫升。

【用法】将白果去壳，放入锅内加水烧开，用炊帚刷去皮，捏去白果心，装入碗内，加入清水，上笼蒸熟；将锅内加入清水，放入白果、白糖，置火上烧开，撇去浮沫，勾上芡，倒入盘内即成。

【功效】定痰喘，止带浊。

【主治】气虚哮喘、咳嗽有痰等。

## 紫菀、金银花等治疗哮喘

【配方】紫菀、金银花、桔梗、连翘、鱼腥草各20克，浙贝母、前胡、杏仁、半夏各10克。

【用法】水煎服。

【功效】清热宣肺，化痰定喘。

【主治】感冒所致的哮喘。

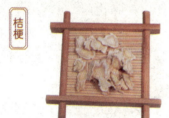

桔梗

## 紫苏子、白芥子等治疗痰平喘

【配方】紫苏子10克，白芥子5克，炒莱菔子10克，半夏5克，茯苓10克，陈皮20克，甘草15克。

【用法】水煎服。

【功效】燥湿化痰，降逆平喘。

【主治】咳喘痰多。

## 人参、黄芪等治疗哮喘

【配方】人参、甘草各10克，黄芪5克，五味子、桑白皮各15克，熟地黄12克，紫菀20克。

【用法】水煎服。

【功效】补肺，定喘，降气。

【主治】气虚咳喘。

## 南瓜、鲜姜汁等治疗哮喘

【配方】南瓜5个，鲜姜汁60克，麦芽1 500克。

【用法】将南瓜去籽，切块，入锅内加水煮极烂为粥，用纱布绞取汁，再将汁煮剩一半，放入姜汁、麦芽，以文火熬成膏。每晚服150克，严重患者早、晚服用。

【功效】平喘。

【主治】多年哮喘、入冬哮喘加重者。

# 肺气肿

肺气肿是肺脏充气过度，终末细支气管远端（包括呼吸细支气管、肺泡管、肺泡囊和肺泡）的气道弹性减退、过度膨胀充气和肺容积增大或同时伴有气道壁破坏的病理状态。慢性支气管炎、支气管哮喘、硅肺、肺结核等均可引起此病。

## 猕猴桃治疗肺气肿

【配方】鲜猕猴桃全果。

【用法】水煎制成浸膏片，每次4片，每片0.3克，每日2～3次。

【功效】理气通络，利水消肿。

【主治】阻塞性肺气肿。

## 黄芩、半夏等治疗肺气肿

【配方】黄芩、瓜蒌仁、胆南星、半夏、橘皮、枳实、杏仁、姜竹茹各9克。

【用法】水煎服。每日1剂，分早、晚服。

【功效】清肺化痰。

【主治】痰热所致的肺气肿。

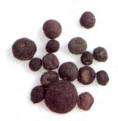

## 桑白皮等治疗肺气肿

【配方】桑白皮6克，麻黄、桂枝、细辛、干姜各4.5克，杏仁14粒（去皮）。

【用法】水煎服。

【功效】解表散寒，温肺化痰。

【主治】水饮停肺，胀满喘急。

## 花生壳等治疗肺气肿

【配方】花生壳、青蒿各30克，大茴香3克。

【用法】水煎服。

【功效】温中燥湿。

【主治】肺气肿。

## 鲜百合治疗肺气肿

【配方】鲜百合3朵。

【用法】上药捣汁，用温开水和服，每日2次。

【功效】润肺止咳。

【主治】肺气肿。

# 慢性支气管炎

慢性支气管炎简称"慢支"，是由感染或非感染因素引起的气管、支气管黏膜炎性变化，黏液分泌增多，临床以持久性的咳嗽为主症，多在冬季发作，春暖后缓解。

## 冬瓜仁等治疗慢性支气管炎

【配方】冬瓜仁 20~30 克，薏苡仁 15~20 克，粳米 100 克。

【用法】先将冬瓜仁用清水洗净，煎取汁，去渣，再与粳米、薏苡仁（淘洗净）同煮为稀粥，每日 2~3 次。

【功效】健脾，利湿，化痰。

【主治】慢性支气管炎，痰湿阻肺证。

## 干姜等治疗慢性支气管炎

【配方】干姜 10 克，干紫苏叶 15 克。

【用法】水煎服。每日早、晚各服 100 毫升，10 日为 1 个疗程。间隔 3 日再服第 2 个疗程。

【功效】温肺散寒。

【主治】慢性支气管炎。

## 板蓝根等治疗慢性支气管炎

【配方】板蓝根、白茅根各 20 克，浙贝母、黄芩、橘红、甘草、炒杏仁、白前各 10 克，天竹黄、鱼腥草各 15 克，炙紫菀、玄参各 12 克。

【用法】水煎服。轻者，每日 1 剂，分 2 次服；重者，每日 2 剂，分 4 ~ 6 次服用。

【功效】清热宣肺。

【主治】慢性支气管炎。

橘红

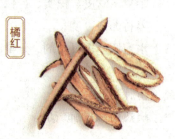

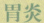

# 胃炎

胃炎是胃黏膜炎性疾病，分为急性胃炎和慢性胃炎两大类。

急性胃炎主要因食物中毒、化学品或药物刺激、腐蚀、严重感染等引起的胃黏膜急性病变。主要诱因有饮用烈酒、浓茶、咖啡等，或食用辛辣食物，以及药物、物理因素等。在夏秋季，起病急，主要表现为发热、恶心、呕吐、腹泻、腹痛、脱水休克、脐周压痛等，应及时治疗。中医认为，本病属于湿热下注、脾胃失调所致。治疗应清热利湿、解痉止痛、调理脾胃。

慢性胃炎临床表现为胃脘胀满、疼痛、呃逆及消化不良等症状。常由饮食不节所引起，发病率高。

## 竹茹、芦根等治疗慢性胃炎

【配方】竹茹、白芍各 12 克，芦根 30 克，麦冬、蒲公英各 15 克，枳壳、石斛各 10 克，薄荷、甘草各 6 克。

【用法】水煎 300 毫升，分早、晚 2 次饭前温服，每周服 5 剂。

【功效】理气止痛。

【主治】慢性浅表性胃炎。

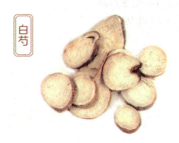

白芍

## 党参、干姜等治疗急性胃炎

【配方】党参 15 克，干姜、附子、乌梅、神曲、白术、山楂各 9 克。

【用法】水煎服，每日 1 剂。

【功效】温中健脾，和胃止痛。

【主治】急性胃炎。

## 核桃、白酒治疗慢性胃炎

【配方】青绿嫩核桃 10 个，白酒 500 毫升。

【用法】将核桃捣烂泡于酒中，10 日后内服，每次服 20 克，每日 3 次。

【功效】消炎，行气，镇痛。

【主治】慢性胃炎之吞酸、吐清涎，

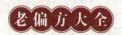

胃剧烈疼痛。

## 猪血粉治疗胃滞胀满

【配方】猪血（不着盐）适量。

【用法】去水晒干，研为细末。每服 6 ~ 9 克，酒服，取泄。

【功效】补血，解毒清肠。

【主治】腹胀。

【注意事项】旦食不能暮食。

## 藿香、诃子等治疗恶心、吐酸

【配方】藿香、诃子、白豆蔻各 6 克。

【用法】上药共研末，每服 3 克，姜汤送下。

【功效】醒脾，利湿，健胃。

【主治】恶心，吐酸。

## 陈醋、生姜等治疗胃寒

【配方】上好陈醋 500 克，老生姜 100 克。

【用法】将陈醋倒入有盖的容器里，将老生姜洗净切片，放入陈醋中，泡 2 日后即成。每日吃醋泡姜 2 ~ 3 次，每次 2 ~ 3 片。

【功效】温胃止痛。

【主治】胃寒。

## 平胃散

【配方】苍术 15 克，厚朴、陈皮各 9 克，甘草 4 克，生姜 3 片，大枣 2 枚。

【用法】水煎服，每日 1 剂。

【功效】燥湿运脾，行气和胃。

【主治】慢性胃炎。

## 楂梅益胃汤

【配方】沙参 30 克，麦冬、玉竹、生地黄、木瓜各 10 克，山楂、山药各 15 克，石斛、乌梅、白芍各 12 克，甘草 6 克。

【用法】水煎服，每日 1 剂。

【功效】养阴益胃。

【主治】慢性胃炎。

# 胃痛

胃痛是指胃脘部近心窝处经常发生疼痛。一般是由于外邪犯胃、饮食不调、情志失调、素体脾虚等胃气郁滞，失于和降而发病。

## 鸡肉、陈皮等治疗胃痛

【配方】鸡肉 60 克，陈皮 20 克，香附 15 克，生姜 6 克，葱白 10 茎。

【用法】将鸡肉切成 1 厘米见方的丁，备用；再将陈皮洗净，香附醋炒，放入砂锅中煎取药汁 200 毫升；把生姜切成粒，葱白切成丝，与鸡肉、药汁同放入铁锅焖煮。先以武火烧沸，酌加入料酒、味精、酱油炒拌即成。吃时，以沸米酒 50 毫升，边饮酒，边吃鸡肉。须开怀食饮。

【功效】理气健脾。

【主治】肝气郁滞之胃痛。

## 蒲公英、陈皮等治疗胃痛

【配方】蒲公英 30 克，陈皮、红花各 8 克，生白芍 10 克，生甘草 6 克，徐长卿、大贝母各 12 克。

【用法】水煎服，每日 1 剂，分 2 次服。

【功效】安胃，止痛，散结。

【主治】胃脘痛，滞胀纳呆属气滞痰阻者。

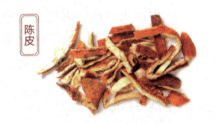

陈皮

## 仙人掌、牛肉治疗胃痛

【配方】仙人掌 30 ~ 40 克，牛肉 70 克。

【用法】将仙人掌洗净切细，牛肉切片，共同炒热食用。

【功效】清热健脾。

【主治】胃痛。

## 小茴香、胡椒治疗胃痛

【配方】小茴香 10 克，胡椒 12 克。

【用法】上药共为细末，酒糊为丸，每服3~6克，温酒送下。

【功效】散寒理气止痛。

【主治】胃寒疼痛。

## 胡椒、猪肚等治疗胃痛

【配方】胡椒、白术、葱头各15克，肉桂9克，猪肚1个，食盐适量。

【用法】猪肚洗净，再把上述药料拌适量盐，填入猪肚中，放入砂锅，加适量水，先用武火煮沸，再用文火煮至猪肚烂熟，空腹时吃猪肚，饮汤。每次1小碗，每日2~3次。

【功效】健脾补虚。

【主治】虚寒性胃痛。

## 鲫鱼、橘皮等治疗胃痛

【配方】鲫鱼250克，橘皮20克，生姜30克，胡椒3克。

【用法】鲫鱼去鳞、鳃、内脏，洗净；生姜洗净、切片，与橘皮、胡椒同包扎在纱布袋中，填入鱼肚，置入锅内，加入水适量，小火煨熟，加盐少许，空腹饮汤食鱼，

每日2次。

【功效】温中散热止痛。

【主治】受寒后之胃部疼痛。

## 人参、青皮等治疗胃痛

【配方】人参、青皮、陈皮、丁香各7克，炮附子、苹果仁、炮干姜各4克，白术5克，生姜3片，姜制厚朴、炙甘草各2克，大枣2枚。

【用法】水煎服。每日1剂，分2次服。

【功效】温中祛寒。

【主治】胃脘部胀满疼痛。

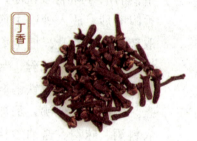

丁香

## 柴胡、当归等治疗胃痛

【配方】柴胡、当归、白芍、白术各15克，茯苓20克，甘草5克，薄荷2.5克。

【用法】上药共研为散，调服。

【功效】疏肝健脾。

【主治】胃痛。

# 急性胃肠炎

急性胃肠炎起病急，主要症状为呕吐、腹泻、腹痛等，多发生于夏秋季节，其病因多为暴饮暴食、过食生冷、饮食不洁或食用不易消化的食物等。

## 萝卜干等治疗急性胃肠炎

【配方】萝卜干20克，马齿苋、野荠菜各50克，生姜3片。

【用法】水煎服，每日1～2次。

【功效】清热利湿。

【主治】湿热型急性胃肠炎。

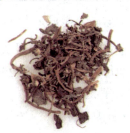

马齿苋

## 鲜鸡矢藤叶、大米治疗急性胃肠炎

【配方】鲜鸡矢藤叶60克，大米30克。

【用法】清水泡软大米，然后与鸡矢藤叶一起放入砂锅内捣烂，加入水和红糖适量煮成糊食。

【功效】解暑除湿，祛风解毒，健脾导滞。

【主治】急性胃肠炎。

## 木棉花、白砂糖治疗急性胃肠炎

【配方】木棉花30～50克，白砂糖适量。

【用法】用清水2碗半煎至1碗，去渣饮用。每日2次。

【功效】清热利湿。

【主治】急性胃肠炎。

## 连根韭菜治疗急性胃肠炎

【配方】连根韭菜适量。

【用法】将连根韭菜洗净捣烂取汁约100毫升，温开水冲服，每日2～3次，连服3～5日。

【功效】温阳祛寒。

【主治】虚寒型急性胃肠炎。

## 艾叶、红茶等治疗急性胃肠炎

【配方】艾叶9克，红茶6克，生姜2片。

【用法】上药煎水服用，每日2～3次；或将红茶等量研成细末，用生姜煮水送服，每次 6 克，每日 3 次。

【功效】散寒利湿。

【主治】虚寒型急性胃肠炎。

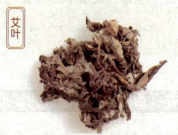

艾叶

## 葛根芩连汤

【配方】葛根 15 克，甘草 6 克，黄芩、黄连各 9 克。

【用法】水煎服，每日 1 剂，早、晚分服。

【功效】解表清里。

【主治】急性胃肠炎，属表证未解，里热甚者。症见身热汗出，泻下急迫，气味臭秽，肛门灼热，胸脘烦热，口渴，舌红苔黄，脉数或促。

## 保和丸

【配方】山楂 18 克，神曲 6 克，半夏、茯苓各 9 克，陈皮、连翘、莱菔子各 6 克。

【用法】水煎服。

【功效】消食和胃。

【主治】急性胃肠炎，属食积内停者。症见腹痛肠鸣，泻下粪便，臭如败卵，泻后痛减，脘腹胀满，嗳腐酸臭，不思饮食，苔垢浊或厚腻，脉滑。

## 龙眼核治疗急性胃肠炎

【配方】龙眼核适量。

【用法】将龙眼核焙干研成细粉。每日 2 次，每次 25 克，温开水送服。

【功效】补脾和胃。

【主治】急性胃肠炎。

# 慢性胃炎

慢性胃炎是指不同原因引起的各种慢性胃黏膜炎性病变，是临床常见病。一般根据形态学变化分为浅表性胃炎与萎缩性胃炎两种类型。

## 陈皮、延胡索等治疗慢性胃炎

【配方】陈皮、延胡索各 10 克，黄连 5 克，川楝子、栀子各 6 克，青皮、牡丹皮、蒲公英、白芍各 9 克。

【用法】水煎服，每日 1 剂，每日 3 次。

【功效】清胃疏肝。

【主治】肝胃郁热所致的慢性胃炎。

## 柴胡、香附等治疗慢性胃炎

【配方】柴胡、白芍各 10 克，绿萼梅 9 克，佛手 15 克，香附、枳壳、陈皮、甘草各 6 克。

【用法】水煎服，每日 1 剂，分 2 次服。

【功效】疏肝和胃。

【主治】肝胃不和所致的慢性胃炎。

## 糯米、莲子等治疗慢性胃炎

【配方】糯米、莲子各 50 克，红糖 1 匙。

【用法】将莲子用开水泡涨，剥皮去心，入锅内加水煮 30 分钟后加糯米煮沸，慢火炖至米烂莲子酥，早餐服食。

【功效】温胃祛寒。

【主治】虚寒所致的慢性胃炎。

莲子

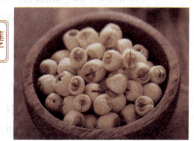

## 柴胡、紫苏梗等治疗慢性胃炎

【配方】柴胡、紫苏梗、炒神曲、谷芽各 6 克，扁豆、炒白术、炒黄芩、炒白芍、制香附、炙延胡索各 9 克，炙甘草 3 克，八月札 15 克。

【用法】水煎服，每日 1 剂，分 2 次服，饭后 1 小时温服。

【功效】调肝和胃，健脾安中。

【主治】慢性胃炎。

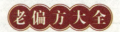 

# 消化不良

消化不良的临床表现主要有腹痛、腹胀、早饱、嗳气、食欲不振（食欲减退）、恶心、呕吐等症状，多属于功能性。

## 红茶、白砂糖治疗消化不良

【配方】红茶50克，白砂糖500克。

【用法】红茶加水煎煮。每20分钟取煎液1次，加水再煎，共取煎液4次。混合煎液，再以小火煎煮浓缩，至煎液较浓时，加白砂糖调匀。再煎熬至用铲挑起呈丝状，到黏手时停火，趁热倒在表面涂过食用油的大搪瓷盆中，待稍冷，将糖分割成块即可。每饭后含食1～2块。

【功效】清神，化食。

【主治】消化不良。

## 鸡内金治疗消化不良

【配方】鸡内金适量。

【用法】将鸡内金晒干，捣碎，研末过筛。饭前60分钟服3克，每日2次。

【功效】消积化滞。

【主治】消化不良、积聚痞胀等。

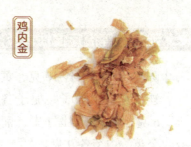

鸡内金

## 苹果、猪瘦肉润肠胃

【配方】苹果2个，猪瘦肉200克。

【用法】苹果切成块，用2碗水先煮，水沸后加入猪肉（切片），直煮至猪肉熟透，调味服食，久食有益。

【功效】生津止渴，润肠健胃。

【主治】肠胃不适及消化不良。

## 橘皮、大枣治疗消化不良

【配方】橘皮10克（干品3克），大枣10枚。

【用法】将大枣炒焦，然后同橘皮放入杯中，以沸水冲沏，约10分钟后可饮。

【功效】调中，醒胃。

【主治】饭前饮治疗食欲不振，饭后饮治疗消化不良。

## 山楂丸开胃助消化

【配方】山楂、怀山药各250克，白糖100克。

【用法】山楂、怀山药晒干研末，与白糖混合，炼蜜为丸，每丸15克，每日3次，温开水送服。

【功效】补中益气，化积。

【主治】脾胃虚弱所致的消化不良。

## 萝卜、猪瘦肉等消食、化痰

【配方】萝卜150克，猪瘦肉60克，面粉150克，姜、葱、油、盐各适量。

【用法】将萝卜洗净切成丝，用豆油翻炒至五成熟时待用。将肉剁碎，与萝卜一起调成馅。将面粉加水和成面团，揪成面剂，擀成薄片，填入馅，制成夹心小饼，放锅内烙熟即成。

【功效】健胃理气，消食化痰。

【主治】食欲不振、消化不良、咳喘多痰等。

## 胡萝卜、羊肉补益脾胃

【配方】胡萝卜6个，羊肉250克，盐少许。

【用法】炖熟后加盐。

【功效】健脾，养胃，温肾。

【主治】畏寒喜暖、消化不良、腹部隐痛、阳痿、口淡无味、小便频数之脾胃虚寒、脾肾阳虚等。

胡萝卜

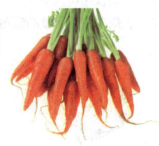

# 胃及十二指肠溃疡

胃及十二指肠溃疡，又称消化性溃疡，是临床常见多发病。多发于食管下段、胃空肠吻合术后的吻合口周围及麦克尔憩室。这些溃疡的形成均与胃酸和胃蛋白酶的消化作用有关，故称消化性溃疡。且病程缠绵，治疗颇难。多因饮食失调，或忧思忿怒，肝郁化火，热灼胃阴，致胃黏膜受损；或脾虚失运，湿邪凝聚，湿郁日久，腐蚀胃体，日久不解，均可导致溃疡的发生。

## 白术、桂枝等治疗十二指肠溃疡

【配方】白术12克，桂枝6克，干姜10克，茯苓9克，半夏、陈皮、枳实各6克。

【用法】水煎服，每日1剂，分2次服。

【功效】温饮化痰。

【主治】痰湿内阻所致的溃疡。

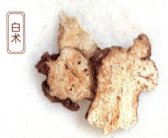
白术

## 鲜藕汁、生鸡蛋等治疗溃疡

【配方】鲜藕汁1小杯，生鸡蛋1枚，三七粉5克。

【用法】将藕汁加水适量，煮沸，加入三七粉与生鸡蛋，调匀，制成汤，可加少量盐和油，佐餐，每日2次。

【功效】养阴益胃。

【主治】阴虚所致的胃及十二指肠溃疡。

## 洋白菜治疗胃溃疡疼痛

【配方】洋白菜（或甘蓝）。

【用法】将洋白菜洗净，捣烂取汁。每次饮半茶杯。

【功效】清热散结。

【主治】胃及十二指肠溃疡疼痛。

## 蜂蜜治疗胃及十二指肠溃疡

【配方】蜂蜜适量。

【用法】每次饭前90分钟或饭后3小时服用，坚持1个疗程（2个月），治愈率可达80%左右。

【功效】润肠通便,抑制胃酸分泌,减少胃黏膜的刺激而缓解疼痛。

【主治】胃及十二指肠溃疡。

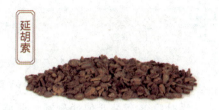

延胡索

## 猪肚、鲜姜治疗溃疡

【配方】猪肚(猪胃)1个,鲜姜250克。

【用法】将猪肚洗净,装入切成片的鲜姜,扎好,放入砂锅内用文火煨熟,然后去姜。猪肚切丝,拌酱油吃,汤亦同饮。每个猪肚分3日吃完,可连续吃10个。

【功效】温中养胃。

【主治】胃及十二指肠溃疡。

## 鸡蛋壳等治疗胃及十二指肠溃疡

【配方】鸡蛋壳、延胡索各等份。

【用法】上药共研细末。每日2次,每次服5克。

【功效】理气、收敛、止酸。

【主治】胃及十二指肠溃疡引起的吐酸、疼痛。

## 土大黄、白及等治疗溃疡出血

【配方】土大黄(大黄亦可)、白及各30克,三七10克。

【用法】研极细末,每服5~10克,每日3次,凉开水送下。大便干或秘结者用大黄,大便稀者用土大黄,嘈杂泛酸者加乌贼骨30克共研。

【功效】土大黄凉血止血,白及收敛生肌止血,三七祛瘀止血。大黄通便之力较土大黄为强,但止血之力亦较强,乌贼骨制酸收敛。止血而无留瘀之弊。

【主治】胃及十二指肠溃疡引起的出血、呕血、便血等。

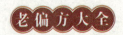

# 胃下垂

胃下垂是由于胃壁及腹部肌肉松弛，多半与胃弛缓一起发生，所以其症状相似。至于纯粹的胃下垂，其表现是胃有压迫感，腰痛时腹部有裂开似的剧痛。此症会有头痛及不眠的状况发生。

## 人参、苍术等治疗胃下垂

【配方】人参、砂仁、九香虫各30克，陈皮20克，苍术60克。

【用法】共研细末装入胶囊，每日3次，每次服2克。

【功效】补气健脾。

【主治】胃下垂。

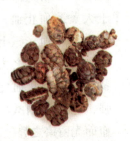

## 野山楂、枳壳治疗胃下垂

【配方】野山楂15克，枳壳25克。

【用法】水煎服，每日分2次服用，持续使用才有效。

【功效】理气宽中，行滞消胀。

【主治】胃下垂。

## 猪瘦肉、鲜仙人球治疗胃下垂

【配方】猪瘦肉30～50克，鲜仙人球50～60克。

【用法】将猪瘦肉剁碎制成肉饼后，与鲜仙人球一起煮熟，晚上睡前顿服，每日1剂。1个月为1个疗程，可连服2～3个疗程。

【功效】清热益胃。

【主治】胃下垂。

## 何首乌、五倍子等治疗胃下垂

【配方】何首乌30克，肉桂1克，五倍子2克。

【用法】上药为末。分3次冲服，每日1剂。

【功效】益气补血。

【主治】胃下垂。

# 慢性肝炎

凡病毒性肝炎病程超过1年，同时一般健康情况衰退，肝质地偏硬，脾脏进行性肿大，肝功能化验多项表现异常，蛋白电泳见白蛋白下降及球蛋白升高者，称为慢性肝炎。

## 巴戟天、淫羊藿等治疗慢性肝炎

【配方】巴戟天15克，菟丝子、桑寄生、丹参各30克，淫羊藿、虎杖各15～30克，陈皮6克，黄芩15～20克。

【用法】水煎服，每日1剂，分2次服。

【功效】补肾健脾，化湿活血。

【主治】慢性肝炎。

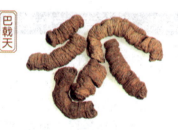

## 白术、茯苓等治疗慢性肝炎

【配方】白术、当归、柴胡各10克，虎杖、茯苓各15克，白花蛇舌草30克，茵陈20克，甘草6克。

【用法】水煎服，每日1剂，1个月为1个疗程。

【功效】清热解毒，活血调肝。

【主治】慢性肝炎。

## 米醋、鲜猪骨等治疗慢性肝炎

【配方】米醋1 000毫升，鲜猪骨500克，红糖、白糖各120克。

【用法】一起煮，不加水，沸后30分钟取出过滤，成人每次服30～40毫升。

【功效】养肝，解毒。

【主治】急慢性肝炎。

## 柴芩汤

【配方】柴胡、白芍、三棱、甘草、佛手、郁金、法半夏、太子参各9克，黄芩12克，鳖甲15克，丹参18克，生姜3片。

【用法】水煎服，每日1剂。

【功效】疏肝清热，益气活血。

【主治】慢性肝炎，转氨酶长期不降者。

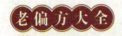

# 肝硬化

肝硬化是慢性弥漫性肝脏病变而来，可由多种疾病引起。由于多种原因，肝细胞破坏后，得不到修复，形成脂肪浸润和纤维组织增生，造成肝硬化。早期临床表现与慢性肝炎相似，此时若不及时治疗调养，可发展为肝脾肿大、腹水，甚或呕血、昏迷等。

## 木贼治疗肝硬化

【配方】木贼（微炒）30克。

【用法】上药研细末。空腹服，连服2周。白开水送服，每次服0.5～1克，每日2次。

【功效】祛风清热。

【主治】肝硬化。

## 白芍、郁金等治疗肝硬化

【配方】白芍、当归各9～15克，黄花菜、鳖甲、败酱草各15～30克，丹参14～30克，栀子、牡丹皮、白术各6～12克，生地黄、茯苓、郁金各9～15克，茵陈9～30克。

【用法】水煎服，每日1剂，分2次服。

【功效】疏肝祛湿，软坚化瘀。

【主治】肝郁热蕴型肝硬化。

## 半边莲、玉米须治疗肝硬化

【配方】半边莲30克，玉米须50克。

【用法】水煎服，每日1剂，分2次服完。

【功效】清热解毒，利水消肿。

【主治】肝硬化。

## 白芍、党参等治疗肝硬化

【配方】白芍、黄精、党参、苍术、茯苓、炙鳖甲各9～15克，肉豆蔻6～9克，黄芪、丹参、山药各15～30克，当归、木香、茵陈各6～12克。

【用法】水煎服，每日1剂，分2次服。

【功效】活血化瘀，健脾燥湿。

【主治】脾虚、气虚之肝硬化。

# 急性胆囊炎

急性胆囊炎是细菌感染或化学刺激所引起的胆囊急性炎症性病变。其病因主要是胆结石阻塞胆管诱发急性细菌性感染。主要表现为发热、右上腹疼痛和压痛、黄疸及外周血白细胞计数升高等。常因饱餐、进食高脂肪、油腻或寒冷等因素诱发。急性胆囊炎如治疗不及时常发展为慢性胆囊炎。

## 蒲公英治疗急性胆囊炎

【配方】蒲公英 90 克。

【用法】上药加水煎，去渣。顿服，每日 1～2 剂。

【功效】清热解毒，消肿散结。

【主治】急性胆囊炎。

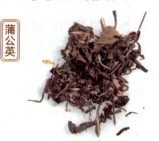

## 嫩柳枝、猪胆等治疗急性胆囊炎

【配方】嫩柳枝 20 克，猪胆 1 个，白糖适量。

【用法】将嫩柳枝加水适量煎成约 50 毫升，然后趁热将猪胆汁加入，用白糖水送服，每次 25 毫升，每日 2 次。

【功效】清热利湿。

【主治】急性胆囊炎。

## 芒硝、大黄治疗急性胆囊炎

【配方】芒硝、大黄各 30 克。

【用法】上药共为细末。每日 3 次，每次服 10 克。

【功效】清热泻下。

【主治】急性胆囊炎。

【注意事项】脾胃虚弱、大便溏泻者慎用。

## 泥鳅治疗急性胆囊炎

【配方】泥鳅适量。

【用法】上药焙干，研末。每日 3 次，每次冲服 9 克。

【功效】清热祛湿。

【主治】急性胆囊炎，腹痛，呕吐。对肝炎、黄疸也有很好的治疗作用。

## 大黄、白芍治疗急性胆囊炎

【配方】大黄 30 克，白芍 60 克。

【用法】上药加水煎，去渣。频服，以缓泻为度。每日 2 次。

【功效】清热，泻下，止痛。

【主治】急性胆囊炎。

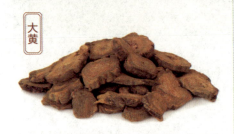

## 红瓤西瓜、琼脂等治疗胆囊炎

【配方】红瓤西瓜 14 克，白糖 60 克，琼脂 1.5 克，香蕉油（乙酸异戊酯）1 滴，清水 90 克。

【用法】西瓜瓤去籽、切碎，挤出西瓜汁，琼脂切成寸段，在西瓜汁中加白糖 15 克，放入琼脂煮化，搅均匀，凉透，凝结成冻，即为西瓜酪。清水加入剩余白糖烧开，凉透，加上香蕉油。

把西瓜酪切成小块，在盘子四周浇上糖水即成。

【功效】清热解毒，利胆降压。

【主治】胆囊炎，胆石症。

## 苍术、川楝子等治疗急性胆囊炎

【配方】苍术、枳壳、甘草 10 克，川楝子 12 克，厚朴 9 克，广木香、陈皮、大黄各 6 克。

【用法】水煎服，每日 1 剂，分 2 次服完。

【功效】疏肝理气。

【主治】急性胆囊炎。

## 鲜嫩小麦秆、白糖治疗胆囊炎

【配方】鲜嫩小麦秆 100 克（春天已灌浆，尚未成熟的小麦秆），白糖少许。

【用法】鲜嫩小麦秆加水煮 30 分钟左右，加白糖使之微甜代茶饮，每次小半碗，每日 3 次。

【功效】消炎利胆。

【主治】胆囊炎。

# 慢性胆囊炎

本病有时为急性胆囊炎的后遗症，但多数病例以往并无急性发作史。大多数慢性胆囊炎都有胆道梗阻或胆汁流通不畅等因素存在。慢性胆囊炎的临床表现，随病理变化的程度及有无并发症而表现有所不同，轻者可无症状，一般患者有轻重不同的腹胀、上腹部或右上腹不适感、持续性疼痛或右肩胛区放射性疼痛、胃中有热灼感、嗳气、泛酸，特别是在饱餐后或食油腻及高脂肪食物后加剧。

中医认为本病是由于饮食不节、进食油腻食品、寒温不调、情志不畅及虫积等因素，导致肝胆气滞、湿热壅阻、通降失常而致。

## 白芍、柴胡等治疗慢性胆囊炎

【配方】白芍20克，黄芩、柴胡、延胡索、丹参、连翘各15克，甘草5克。

【用法】水煎服。每日1剂。

【功效】疏肝清热理气。

【主治】慢性胆囊炎。

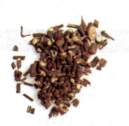

## 黑豆、郁金等治疗慢性胆囊炎

【配方】黑豆100克，鲜牛胆2个，郁金、枳壳、半夏、木香、白术各30克。

【用法】将上药平均装入牛胆，待胆汁渗完，焙干，研为末。每日3～4次，每次冲服5克。

【功效】疏肝健脾，清热利胆。

【主治】慢性胆囊炎。

## 柴胡、郁金等治疗慢性胆囊炎

【配方】柴胡、延胡索、木香各10克，郁金、白芍各15克，青皮、甘草各5克，香附12克，茵陈30克。

【用法】水煎服，每日1剂,分2次服。

【功效】疏肝利胆。

【主治】慢性胆囊炎。

# 便秘

便秘指大便干燥、排便困难、排便间隔长，通常两三天不大便，或有便意，但排便困难者。本病发生原因常有燥热内结、气虚传送无力或阴虚血少等。

## 猪肚、薏苡仁治疗便秘

【配方】猪肚、薏苡仁各适量。

【用法】上药分别煮烂，当主食吃。

【功效】补虚劳，益血脉，利肠胃。

【主治】大病后身体消瘦虚弱，大便燥结。

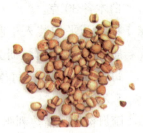

薏苡仁

## 火麻仁、杏仁等治疗便秘

【配方】火麻仁、杏仁、瓜蒌各等份，白蜜适量。

【用法】前3味共为细末，白蜜炼为丸，如枣大，每日2～3丸，温水送下。

【功效】清热润肠。

【主治】热结所致的便秘。

## 枇杷叶、天冬等治疗便秘

【配方】枇杷叶20克，麦冬、天冬各10克。

【用法】水煎服。

【功效】养阴润燥。

【主治】便秘。

## 胡萝卜、蜂蜜治疗便秘

【配方】胡萝卜、蜂蜜各适量。

【用法】胡萝卜捣汁，加蜂蜜调服。

【功效】润肠通便。

【主治】便秘。

## 松仁、糯米治疗便秘

【配方】松仁15克，糯米30克。

【用法】先煮粥，后将松仁加水做糊状，入粥内，待2～3沸，空腹服用。

【功效】润肠通便。

【主治】气血不足所致的便秘。

# 痢疾

痢疾是指以腹痛腹泻、里急后重、大便下赤白脓血为主要表现的一种疾病。它是由于感受外邪和饮食内伤、大肠气血壅滞、血络损伤、传导功能失调所致。

## 大枣、红糖治疗久痢不止

【配方】大枣 5 枚，红糖 60 克。

【用法】煎汤服。

【功效】健脾温中，补益中气，并有活血之功。

【主治】久痢不止的虚寒痢。

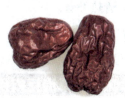

## 青葙草治疗痢疾

【配方】青葙草(鲜品)150 ~ 180 克，或青葙草（干品）30 ~ 60 克。

【用法】水煎服，每日 1 剂，分 4 ~ 5 次服。小儿酌减。

【功效】清热利湿。

【主治】细菌性痢疾（简称菌痢）。

## 田螺清热解毒止痢

【配方】田螺适量。

【用法】取田螺，挑出螺肉，晒干，炒焦，水煎服。每日 3 次，每次 15 克。

【功效】清热解毒。

【主治】菌痢。

## 鲜葡萄、红糖治疗赤痢

【配方】鲜葡萄 250 克，红糖适量。

【用法】将葡萄洗净，绞取汁，放入红糖调匀。顿服，数次即愈。

【功效】消炎止痢。

【主治】赤痢。

## 大蒜治疗痢疾、肠炎

【配方】大蒜 1 头，白糖 20 克。

【用法】大蒜去皮切细末，用白糖拌和。每日 2 次，分早、晚服，饭前吞服，连用 7 ~ 10 日。

【功效】杀菌解毒。

【主治】痢疾、肠炎。

## 铁苋菜治疗急性菌痢

【配方】铁苋菜（鲜）250克。

【用法】水煎服，每日2次。

【功效】清热利湿，消积。

【主治】急性菌痢。

## 胖大海治疗痢疾

【配方】胖大海15克，开水200毫升。

【用法】将胖大海放入碗中冲泡。如白痢加红糖15克，赤痢加白糖15克，服汁并食胖大海肉。一般1～3剂可愈。

【功效】清热润肠。

【主治】痢疾。

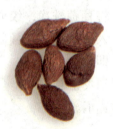

胖大海

## 金银花、黄连治疗急性菌痢

【配方】金银花1.5克，黄连4克。

【用法】上药浓煎，为1次剂量，每日4次。

【功效】清热燥湿。

【主治】急性菌痢。

## 猪胆、黑豆等治疗赤白痢

【配方】猪胆1个，黑豆适量，生姜茶适量。

【用法】于猪胆内装黑豆，吊房檐阴干，只取黑豆研末。每次5克，用生姜茶调服，小儿减半。每日3次，饭前30分钟服，重症服10日也能见效。

【功效】清热补肾。

【主治】赤白痢。

## 单味夏枯草治疗痢疾

【配方】夏枯草60克。

【用法】水煎服，每日1剂，分4次口服，7日为1个疗程。

【功效】清热利湿，消炎杀菌。

【主治】痢疾。

# 贫血

贫血是指单位容积血液内红细胞计数和血红蛋白量低于正常的病理状态。主要症状为头昏、眼花、耳鸣、面色苍白或萎黄、气短、心悸、身体消瘦、夜寐不安、疲乏无力、指甲变平变凹易脆裂、注意力不集中、食欲不佳、月经失调等。病因有缺铁、出血、溶血、造血功能障碍等。缺铁而引起的"缺铁性贫血"见于营养不良、长期小量出血，治疗应去除病因，并服用铁剂。急性大量出血引起的"出血性贫血"，需输血或手术抢救。另外，还有红细胞过度破坏引起的"溶血性贫血"、缺乏红细胞成熟因素而引起的"巨幼红细胞贫血"、缺乏内因子的巨幼红细胞引起的"恶性贫血"和造血功能障碍引起的"再生障碍性贫血"。中医认为，治疗贫血既要增加营养及补血，又要注重补气，因为气能生血。严重者必须从补肾着手，因为肾中精髓能化生气血。

## 海参治疗贫血

【配方】海参适量。

【用法】海参切片焙干，研细末。每日3次服用，每次9克，温水送下。

【功效】补肾经，滋阴血。

【主治】失血过多，贫血。

## 姜汁、黄鳝等补病后虚损贫血

【配方】黄鳝150克，大米100克，姜汁20毫升，花生油、盐各少许。

【用法】黄鳝削皮去骨，洗净切丝，用姜汁、花生油、盐拌匀。待米饭蒸焖水干时，放鳝丝于饭上，小火盖严，焖熟即成。

【功效】温补脾胃，益气养血。

【主治】病后虚损，贫血，消瘦，乏力。

## 糙糯米、薏苡仁等治疗贫血

【配方】糙糯米（即半捣米）100克，薏苡仁50克，大枣8枚。

【用法】共煮成粥，每日早、晚食用。

【功效】滋阴补血。

【主治】贫血。

## 龙眼肉、当归等治疗气血虚

【配方】龙眼肉、当归各 15 克，鸡半只。

【用法】炖鸡至半熟，下龙眼肉、当归，一起炖熟。吃肉饮汤。

【功效】滋阴补血。

【主治】老年气血虚弱、产后体虚乏力、营养不良引起的贫血等。

## 龙眼肉、莲子等治疗贫血

【配方】龙眼肉 5 枚，莲子、芡实各 20 克。

【用法】水煎汤。睡前顿服。

【功效】安神补血。

【主治】贫血。

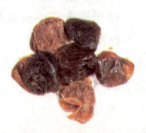

## 黑木耳、大枣等治疗贫血

【配方】黑木耳 15 克，冰糖 10 克，大枣 15 枚。

【用法】将黑木耳、大枣用温水泡发并洗净，放入小碗中，加水和冰糖。将碗放置锅中蒸约 60 分钟。一次或分次食用，吃枣、木耳，饮汤。

【功效】和血养荣，滋补强身。

【主治】贫血。

## 猪蹄、花生仁等治疗贫血

【配方】猪蹄 1 只，花生仁 50 克，大枣 10 枚。

【用法】共煮熟食用。

【功效】补虚补血。

【主治】贫血，紫癜，白细胞减少症。

## 干大枣、花生仁等治疗缺铁性贫血

【配方】干大枣、红砂糖各 50 克，花生仁 100 克。

【用法】将大枣洗净，用温水泡发，花生仁略煮一下，放凉。将花生仁皮剥下，把泡发的大枣、花生仁同放在煮花生的水中，加冷水适量，用小火煮 30 分钟左右，捞出花生红衣，加红砂糖，待糖溶化后，收汁即可。

【功效】补益气血。

【主治】缺铁性贫血。

# 高血压

高血压以体循环动脉血压［收缩压和（或）舒张压］增高为主要特征［收缩压≥18.7千帕（140毫米汞柱），舒张压≥12千帕（90毫米汞柱）］，可伴有心、脑、肾等器官的功能或器质性损害的临床综合征。

## 菊花、绿茶等治疗高血压

【配方】菊花、槐花、绿茶各3克。

【用法】以沸水沏。待浓后频频饮用。平时可常饮。

【功效】清热，散风。

【主治】高血压引起的头晕、头痛。

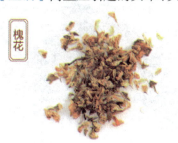

槐花

## 猪脑、枸杞子等补虚治疗高血压

【配方】猪脑1个，怀山药30克，枸杞子10克，盐或调料少许。

【用法】将怀山药、枸杞子用纱布包扎好，与猪脑加水共炖，将熟时下盐或调料食之。

【功效】补肾益精。

【主治】高血压。

## 生花生仁、醋治疗高血压

【配方】生花生仁、醋各适量。

【用法】生花生仁（带衣者）半碗，将醋倒至满碗，浸泡7日。每日早、晚各吃10粒醋泡花生。血压下降后可隔数日服用1次。

【功效】清热，活血。对保护血管壁、阻止血栓形成有较好的作用。

【主治】高血压。

## 松花蛋、淡菜等治疗高血压

【配方】松花蛋1枚，大米50克，淡菜50克。

【用法】松花蛋去皮，淡菜浸泡洗净，同大米共煮作粥，可加少许盐调味。每日早晨空腹用。

【功效】清心降火。

【主治】高血压。

## 西瓜皮、决明子治疗高血压

【配方】风干西瓜皮 30 克，决明子
　　　　15 克。

【用法】上药加水煎汤，代茶饮。

【功效】清热散风。

【主治】高血压。

## 鲜向日葵叶降血压

【配方】鲜向日葵叶 120 克。

【用法】洗净煎汤。每日分 3 次服。

【功效】平肝潜阳。

【主治】高血压。

## 金银花、菊花治疗高血压

【配方】金银花、菊花各 24 ～ 30 克。

【用法】以上为 1 日剂量。每日
　　　　分 4 次，每次用沸水冲泡

10 ～ 15 分钟后，当茶饮，
冲泡 2 次弃掉另换。可连
服 3 ～ 4 周或更长时间。
若头晕明显者，加桑叶 12
克；若动脉硬化、血脂高
者加山楂 24 ～ 30 克。

【主治】高血压。

## 玉米须治疗高血压

【配方】玉米须 60 克。

【用法】将玉米须晒干，洗净，水
　　　　煎服。每日 3 次。

【功效】降血压，利尿。

【主治】高血压。

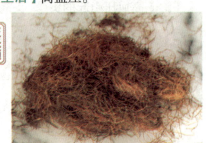

玉米须

# 低血压

　　低血压是指血压低于正常水平，即上肢动脉血压低于90/60毫米汞柱。低血压的原因很多，往往由心脏病和内分泌疾病引发，与遗传因素、形体瘦弱有一定关联，出血也可导致低血压。

　　临床表现：慢性而较轻者，则有头晕头昏、面色苍白、精神不振、心悸、乏力、纳差、腰膝酸软、胸闷、嗜睡或少寐、脉弱、血压持续偏低等症；急性而严重者，症状加重，可出现休克危象。心电图、脑电图及血常规检查，多无异常，或有轻微改变。

## 人参治疗低血压

【配方】人参9克。

【用法】水煎好的人参药液分早、晚2次服用。

【功效】补气升压。

【主治】低血压。

## 白术、黄芪等治疗低血压

【配方】白术、黄芪、陈皮各10克，党参、炙甘草、熟地黄、葛根各9克，当归12克。

【用法】水煎服，每日1剂，分2次服。

【功效】补益心脾。

【主治】心脾两虚所致的低血压。

## 鹿茸粉治疗低血压

【配方】鹿茸粉0.3克。

【用法】将上药装入胶囊，每服1丸，或纳入鸡蛋内蒸熟吃。每日空腹服，连服10～20日，血压正常即停。

【功效】补肾壮阳。

【主治】低血压。

## 人参、黄芪等治疗低血压

【配方】人参6克（或党参15克），熟地黄、怀山药、黄芪各25克，山茱萸、枸杞子各20克，泽泻、茯苓、牡丹皮、麦冬、五味子各10克，生甘草6克。

【用法】上药水煎，每日1剂，分3～4次口服，半个月为1个疗程。临床应用本方时，可随症加减。若气虚明显者，黄芪可重用至

40 ~ 50 克；若血虚者，加全当归、何首乌、鸡血藤各 20 ~ 30 克；若头晕甚者，加野菊花、天麻、钩藤各 10 ~ 15 克；若腰膝酸痛者，加杜仲、狗脊、川续断各 10 ~ 15 克；若阴虚火旺者，加川黄柏、知母、生地黄各 8 ~ 12 克。

【功效】益气补肾。

【主治】低血压。

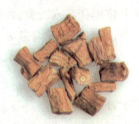

## 肉桂、炙甘草等治疗低血压

【配方】肉桂、桂枝、炙甘草各9克。

【用法】上药用开水泡。当茶饮，连服 10 ~ 20 日。

【功效】补气益血。

【主治】低血压。

## 人参、麦冬等治疗低血压

【配方】人参、麦冬、五味子各6 ~ 9克。

【用法】上药煎水，频服，连续服1周。

【功效】温通经脉，补火助阳。

【主治】低血压。

## 西洋参、茯苓等治疗低血压

【配方】西洋参切片6克，麦冬15克，茯苓片12克，五味子6克，生姜3片，猪瘦肉100 ~ 150克，精盐、味精各适量。

【用法】上药前4味和生姜放入砂锅，加冷水浸泡20分钟后，武火煮沸加猪瘦肉，文火炖煮25 ~ 30分钟即可，加入精盐和味精适量。每日1剂，分2次喝汤食肉，连服5 ~ 7剂。

【功效】益气养阴。

【主治】低血压。

# 中风

中风是一种非外伤性而又发病较急的脑局部血液供应障碍引起的神经性损害。因其发病急骤，故也称为卒中或脑血管意外。一般分为出血性和缺血性两类。临床表现为突然昏厥，不省人事，并伴有口眼㖞斜、舌强语塞、半身瘫痪、牙关紧闭或目合口张、肢体软瘫等。重者可突然摔倒、意识丧失、陷入昏迷、大小便失禁等。

## 鲜荆芥、薄荷治疗中风

【配方】鲜荆芥、鲜薄荷各500克。

【用法】同捣绞汁，煎熬成膏，余渣取2/3晒干研末，以膏和为丸。每日3次，每次4～6克。

【功效】祛风解表。

【主治】中风口眼㖞斜。

## 牛胆汁、绿豆粉可预防中风

【配方】牛胆汁120克，绿豆粉60克。

【用法】上药混合拌匀，晒干研细粉。开水冲泡，频服。

【功效】预防中风。

## 槐花预防中风

【配方】槐花6克。

【用法】开水冲泡，当茶饮。

【功效】预防中风。

## 乌梅、冰片治疗中风

【配方】乌梅6克，冰片3克。

【用法】上药加水少许，捣烂，擦牙龈即可。

【功效】开窍醒神。

【主治】中风口噤不开、牙关紧闭、不省人事。

## 乌梅、天南星等治疗中风

【配方】乌梅6克，冰片1.5克，天南星3克。

【用法】上药共研末，擦牙齿。

【功效】开窍醒神。

【主治】中风口噤不开、牙关紧闭、不省人事。

乌梅

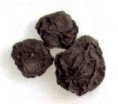

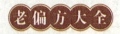 

# 心律失常

因心脏兴奋波发生紊乱或传导受阻使心跳失去正常节律，称心律失常。常见的有窦性心动过速、窦性心动过缓、窦性心律不齐、窦性停搏、期前收缩（又称早搏）、阵发性心动过速、心房颤动及房室传导阻滞。窦性心动过速，表现为心悸、不安、心率100～140次／分；窦性心动过缓，心率45～60次／分，也可低于40次／分；窦性心律不齐，可有头晕、心悸等；窦性停搏可有昏厥；阵发性心动过速，发作时心率150～220次／分，临床一般呈阵发性，每因情志波动或劳累过度而发作，其脉象为数脉、迟脉、促脉、结脉、代脉。

## 人参末、冰糖等治疗心律失常

【配方】人参末3克，冰糖少量，粳米100克。

【用法】上药同入砂锅煮粥，每日早、晚空腹分服。

【功效】益气复脉。

【主治】各种心律失常。

## 酸枣仁、粳米治疗心律失常

【配方】酸枣仁30～45克，粳米100克。

【用法】酸枣仁捣碎，浓煎取汁，再用粳米加水适量同煮，待米半生半熟时，加入酸枣仁汁再煮为粥。晚餐时温热服食。

【功效】养心安神。

【主治】心律失常。

## 柏子仁、猪心治疗心律失常

【配方】柏子仁10～15克，猪心1具。

【用法】纳柏子仁入猪心内，隔水炖熟，中午饭服食。

【功效】养心安神。

【主治】心律失常。

## 当归、羊瘦肉等治疗心律失常

【配方】当归、生姜各75克，羊瘦肉1 000克，大料、桂皮各适量。

【用法】上药文火焖至肉烂熟，去药渣，食肉服汤，每次适量。

【功效】补血养心。对于心动过缓、传导阻滞者效果好。

【主治】心律失常。

# 心悸

心悸，是指患者自觉心中跳动，心慌不安，不能自主。常见于心律失常。如窦性心动过速、窦性心动过缓、期前收缩、心房颤动、心功能不全、房室传导阻滞、预激综合征等，以及自主神经功能紊乱、甲状腺功能亢进、贫血等疾病伴有心悸表现者。

## 茉莉花、石菖蒲等治疗心悸

【配方】茉莉花、石菖蒲各 6 克，清茶 10 克。

【用法】上药共研粗末，每日 1 剂，沸水冲泡，随意饮用。

【功效】宁心安神，缓解焦虑、失眠等症状。

【主治】心悸。

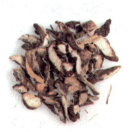

## 猪心、大枣治疗心悸

【配方】猪心 1 具，大枣 15 克。

【用法】猪心带血剖开，放入大枣，置碗内加水适量，蒸熟，每日中午食之。

【功效】养心安神,适用于心血不足、心阴亏虚所致的心神不宁、失眠多梦等症状。

【主治】心悸。

## 酸枣仁、粳米等治疗心悸

【配方】酸枣仁 15 克，粳米 100 克。

【用法】将酸枣仁炒黄研末，备用；将粳米洗净加水煮，临熟下酸枣仁末，再煮。空腹食之。

【功效】健脾益胃，养心补肝。

【主治】心悸。

## 猪心、丹参等治疗心悸

【配方】猪心 1 具，党参 15 克，丹参、北黄芪各 10 克。

【用法】将党参、丹参、北黄芪用纱布包好，加水与猪心共炖熟。吃肉饮汤，每日 1 次。

【功效】补气健脾活血。

【主治】心悸。

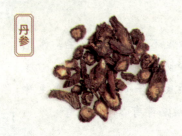
丹参

## 生地黄汁、粳米等治疗心悸

【配方】生地黄汁 30 毫升，白蜜、姜汁各 10 毫升，粳米 100 克，淡竹沥 40 毫升。

【用法】将粳米煮粥，临熟加入生地黄汁、姜汁，煮至粥熟，然后下白蜜、淡竹沥，搅匀，饭后服之，或临睡前服 1 碗。

【功效】滋阴清热。

【主治】阴虚火旺所致的心悸。

## 人参、五味子等治疗心悸

【配方】人参 6 克，五味子、麦冬各 9 克。

【用法】上药用文火煨煎，反复熬 3 次，将药液混合，频繁当茶饮。熬过的人参，捞出嚼服。

【功效】气阴双补。

【主治】气阴两虚所致的心悸。

## 百合治疗心悸

【配方】百合 60 ～ 100 克，糖适量。

【用法】用百合加糖煎水饮用，每日 1 次。

【功效】清心安神。

【主治】心悸。

## 鲜鲤鱼、荜茇等治疗心悸

【配方】鲜鲤鱼 1 000 克，荜茇 5 克，川花椒 10 克，料酒 10 毫升，香菜 30 克，生姜、葱白各 15 克，味精、醋各适量。

【用法】将鲤鱼去鳞鳃、内脏，洗净，切成 3 厘米见方的小块，把葱、生姜拍破，再把荜茇、鲤鱼、葱、生姜、川花椒、料酒放入锅内，加水适量，大火烧沸，小火炖熬约 40 分钟。加入味精、醋、香菜即可服食。

【功效】温阳利水。

【主治】心阳不振之心悸。

# 心绞痛

　　心绞痛是一种主要由冠状动脉供血不足，心肌急剧和暂时性缺血与缺氧而致，以阵发性前胸压榨感或疼痛为特点的临床症状。

## 丹参、白酒治疗心绞痛

【配方】丹参30克，白酒500克。

【用法】丹参用白酒浸泡。每日2～3次，每次饭前饮服10毫升。

【功效】活血祛瘀，通经止痛。

【主治】心绞痛。

## 黄芪、当归等治疗心绞痛

【配方】黄芪30克，当归、白芍各12克，川芎9克，生地黄15克，炙甘草6克。

【用法】上药水煎服。每日1剂，分2次服。

【功效】补气益血。

【主治】心绞痛。

## 西洋参、琥珀等治疗心绞痛

【配方】西洋参、川三七、琥珀、鸡内金、珍珠粉各10克，麝香0.3克。

【用法】上药共研细末，调匀。每日2～3次，每次2克。

【功效】补气活血，通络安神。

【主治】心绞痛。

## 玉竹、山楂等治疗心绞痛

【配方】玉竹、山楂各500克，白糖、白糊精各适量。

【用法】山楂水煎2次，每次15分钟；玉竹水煎2次，每次30分钟；合并两药液，沉淀，取上清液，浓缩成清膏，加入3倍量的糖水，1倍量的白糊精，搅匀，制颗粒，干燥，过筛。每服22克，开水冲服，每日3次。

【功效】降脂祛瘀。

【主治】心绞痛。

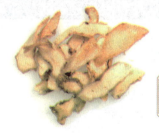

玉竹

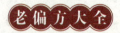 

# 冠心病

冠心病是冠状动脉粥样硬化性心脏病的简称，是一种缺血性心脏病。即冠状动脉发生粥样硬化引起管腔狭窄或阻塞，导致心肌缺血、缺氧或坏死而出现胸痛、胸闷等不适的情况。心电图可有心肌缺血等相应的改变，发病年龄多见于 40 岁以上人群。

## 蜂蜜、丹参等治疗冠心病

【配方】蜂蜜 25 克，何首乌、丹参各 25 克。

【用法】先将何首乌、丹参水煎去渣取汁，加蜂蜜拌匀，每日 1 剂。

【功效】益气补中，强心安神。

【主治】冠心病。

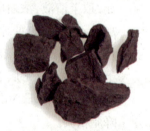

## 丹参治疗冠心病

【配方】丹参 20 克。

【用法】水煎常服。

【功效】活血化瘀。

【主治】冠心病。

## 川芎治疗冠心病

【配方】川芎 10 克。

【用法】水煎常服。

【功效】川芎能通过血脑屏障，有降血压的作用。

【主治】冠心病。

## 党参、黄芪等治疗冠心病

【配方】党参、全当归各 20 克，黄芪 30 克，制何首乌、川芎、枸杞子、牡丹皮各 15 克，丹参 25 克，炒白术、茯苓、枸杞子、淫羊藿、桂枝各 10 克，炙甘草 8 克。

【用法】上药水煎，每日 1 剂，分 1～2 次口服，20 日为 1 个疗程。

【功效】益气养血，补益心肾。

【主治】冠心病。

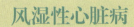

# 风湿性心脏病

风湿性心脏病，病因与溶血性链球菌感染有关，主要是全身性变态反应，病变主要累及关节、心脏。

风湿性心脏病因慢性心脏瓣膜损害，表现为瓣膜狭窄或关闭不全，致使影响正常血液的输送，形成有关心室和心房的扩大，最后超过心脏的代偿能力，从而导致心律失常和心力衰竭，临床症状可出现呼吸困难、咯血、心悸、咳嗽等。

## 黑芝麻、山药等治疗风湿性心脏病

【配方】黑芝麻、赤小豆、柏子仁各 360 克，鸡内金 30 克，酸枣仁 480 克，山药 960 克。

【用法】上药共研细末，每日早、晚饭前服 30 克，以开水调为糊状服之。

【功效】养心健脾。

【主治】风湿性心脏病。

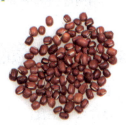

## 阿胶、党参等治疗风湿性心脏病

【配方】阿胶、炙甘草、麦冬、五加皮各 10 克，党参 15 克，生地黄 20～30 克，桂枝、柴胡各 9 克，丹参 10～15

克，生姜、大枣为引。

【用法】水煎服，每日 1 剂，每日 2 次。

【功效】补血养心，益气安神。

【主治】风湿性心脏病。

## 海带、薏苡仁等治疗风湿性心脏病

【配方】海带、薏苡仁、鸡蛋、盐、食用油、味精、胡椒粉各适量。

【用法】将海带洗净，切条，薏苡仁洗净，一起放入高压锅内。加水适量，将海带、薏苡仁炖至极烂。铁锅置旺火上，放入食用油，将打匀的鸡蛋炒熟，然后将海带、薏苡仁连汤倒入，加入盐、胡椒粉各适量，炖煮片刻，起锅时加味精，即可服食。

【功效】强心利尿，活血软坚。

【主治】高血压，冠心病，风湿性心脏病。

# 糖尿病

糖尿病，又称"消渴病"。本病是一组由于胰岛素分泌缺陷和胰岛素作用缺陷引起的代谢性疾病，典型者出现多尿、多饮、多食、疲乏、消瘦等综合征，严重时可并发酮症酸中毒。发病机制及致病原因尚未明了。临床化验检查，以血糖、尿糖阳性为诊断的重要依据。

## 干番薯藤治疗糖尿病

【配方】干番薯藤适量。

【用法】取干番薯藤，洗净后放入锅中，加入适量清水，大火煮开后转小火煮 15 ~ 20 分钟，煮好后倒出汤汁，饮用。可以反复冲泡煮制 2 ~ 3 次，每日饮用。

【功效】益气生津，补中和血。

【主治】气阴两虚引起的糖尿病。

## 黄芪、玉米须等治疗糖尿病

【配方】黄芪 15 克，玉米须 30 克，怀山药 15 克。

【用法】将三味药材洗净后，放入锅中，加入适量的水，大火煮开后转小火煎 30 ~ 40 分钟，倒出汤汁饮用。每日 1 剂，可分 2 ~ 3 次服用。

【功效】滋阴益气清热。

【主治】气阴两虚引起的糖尿病。

## 茶叶治疗糖尿病

【配方】茶叶 10 克（以未经加工的粗茶为最佳，大叶绿茶次之）。

【用法】将开水晾凉，取 200 毫升冷开水浸泡茶叶 5 小时即可。

【功效】有助于调节血糖。

【主治】糖尿病。

【注意事项】禁用温开水冲泡，否则失去疗效。

## 南瓜治疗糖尿病

【配方】南瓜适量。

【用法】熟食或当主食。

【功效】降血糖作用。

【主治】糖尿病。

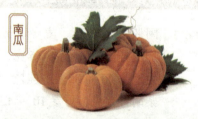

南瓜

# 失眠

　　失眠，中医称"不寐"或"不得卧"，以经常不能获得正常睡眠为特征的一类病证。表现为睡眠时间、深度的不足，轻者不易入睡，少睡或者是睡后易醒，严重者会出现彻夜难眠。按其发病原因可分为四种类型：一是其他身体疾病，如疼痛和咳嗽，或久病体虚，或饮食不节；二是环境原因，如生活工作环境变化；三是心理、精神原因，如兴奋和焦虑；四是药物原因，如应用某些兴奋剂。

## 酸枣仁治疗失眠

【配方】酸枣仁 15 克。

【用法】焙焦为末，顿服，每日 1 次，临睡前服。

【功效】养心补肝，宁心安神。

【主治】失眠、心悸。

## 人参、党参等治疗失眠

【配方】人参 5 克，党参 20 克，五味子 10 克。

【用法】上药水煎 2 遍，早、晚当茶饮，7～10 日痊愈。

【功效】补气益血。

【主治】神经衰弱引起的失眠。

## 葱白治疗失眠

【配方】葱白 150 克。

【用法】将葱白切碎放在小盘内，临睡前把小盘摆在枕头边，便可使人安然入梦。

【主治】神经衰弱引起的失眠。

## 百合、酸枣仁等治疗失眠

【配方】百合 50 克，酸枣仁、茯神、紫苏叶各 10 克，龙骨 8 克，牡蛎 5 克。

【用法】水煎服，每日服 2 次。

【功效】滋阴养血，镇静安神。

【主治】神经衰弱引起的失眠。

## 大枣、葱白等治疗失眠

【配方】大枣 15 枚，葱白 8 茎，白糖 5 克。

【用法】上药用水 2 碗熬煮成 1 碗。临睡前顿服。

【主治】神经衰弱引起的失眠。

# 癫痫

癫痫，俗称"羊角风"，是一种突发性短暂性大脑功能失调的疾病。具有反复性和短暂性的特点。表现为阵发性全身抽搐并伴有暂时的意识丧失，或表现为躯体局部肌肉的抽搐而不伴有意识障碍，或者仅有发作性的精神异常。

## 蚯蚓干等治疗痉挛

【配方】蚯蚓干60克，黄豆500克，白胡椒30克。

【用法】上药放入锅内，加清水2 000毫升，以文火煨至水干，取出黄豆晒干，存于瓶内。每次吃黄豆30粒，每日2次。

【功效】祛风，镇静，止痉。用于癫痫的辅助治疗。

## 橄榄、郁金等治疗小儿癫痫

【配方】橄榄500克，郁金250克，明矾250克。

【用法】橄榄捣烂，同郁金加水适量煮成浓汁，去渣后再微火浓煎2次，过滤后加明矾，收成膏。每次1匙，温水送服，每日2～3次。

【功效】清热凉肝，止惊镇静。

【主治】小儿癫痫。

## 明矾治疗癫痫

【配方】明矾适量。

【用法】将明矾研成细末，备用。成人每次服3～4.5克，每日早、晚饭后及睡前各1次，温开水冲服。

【功效】清热解毒。

【主治】癫痫。

## 猪心、朱砂等治疗癫痫

【配方】猪心1具，川贝母、朱砂各9克。

【用法】用黄泥裹好猪心焙干，去泥研成末状，猪心末、川贝母、朱砂混匀研细末，每次3～9克，温开水送服，每日1次。

【功效】安神定惊，养心止痫。

【主治】癫痫兼有失眠多梦。

# 老年期痴呆

老年期痴呆一般指阿尔茨海默病，是一种起病隐匿、以进行性认知功能障碍和行为损害为特征的中枢神经系统退行性疾病。主要表现为记忆障碍、失语、失用、视空间能力受损、思维和计算力受损、执行功能障碍及人格和行为改变。中医认为肝肾亏虚，痰浊内阻，瘀血滞络是其发病机制。治疗原则宜养肝益肾，化痰降浊，活血化瘀。

## 当归、大枣等治疗老年期痴呆

【配方】当归15克，大枣20枚，黄芪30克。

【用法】水煎，喝汤吃枣。

【功效】益气健脾，健脑安神。

【主治】气血两虚型老年期痴呆。

## 黑芝麻、核桃仁等治疗老年期痴呆

【配方】黑芝麻50克，核桃仁100克，大米适量。

【用法】熬粥食用。

【功效】补肾润燥，健脑和中。

【主治】偏虚型老年期痴呆。

## 生山药、枸杞子补肾健脑

【配方】生山药100克，枸杞子10克。

【用法】将生山药和枸杞子分别烘干后打成细粉，每天取适量（山药粉10～15克，枸杞粉5～10克）用温水冲服。

【功效】补肾健脑。

【主治】脾虚清气不升者。

# 血尿

血尿是指尿液中混有红细胞的异常状态。根据程度可分为肉眼血尿和镜下血尿。泌尿系统疾病，如肿瘤、结石、外伤等均可伴有血尿。

## 生地龙、大蓟等治疗血尿

【配方】生地龙（即活蚯蚓）40条，生大蓟、白糖各150克。

【用法】洗去活蚯蚓泥土，置清水中，加入3～5滴食用植物油，让蚯蚓吐出腹中泥土，如此反复两次，至腹中黑线消失呈现透明状为止。然后将活蚯蚓置于净缸内，撒上白糖，不久蚯蚓即化成糖汁。另取生大蓟煎水，煮沸5～10分钟，趁沸时冲入活蚯蚓化成的糖汁即成。凡血尿患者，不分性别、年龄，均可服之。宜空腹热饮。本方为1剂量。早、中、晚各服1次。

【功效】健脾补肝，凉血止血。

【主治】血尿。

## 金银花、蒲公英等治疗血尿

【配方】金银花、蒲公英各30克，漏芦、马勃、大蓟、小蓟各15克，茯苓、白术、泽泻各10克，丹参、红花、赤芍各12克，生甘草8克。

【用法】将上药水煎3次后合并药液，分早、中、晚3次服，每日1剂，5剂为1个疗程。

【功效】清热健脾，凉血止血。

【主治】血尿。

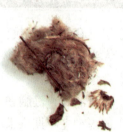

大蓟

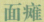

# 面瘫

　　面神经麻痹俗称面瘫，是面神经受损导致面肌瘫痪的一种神经缺损症状。可见于任何年龄。可分为中枢性面神经麻痹和周围性面神经麻痹。临床症状表现为：鼻唇沟变浅、口角㖞斜、讲话漏风、流涎、不能顺利完成皱眉及闭眼动作等。

## 当归、蝉蜕等治疗面瘫

【配方】当归、川芎各10克，蜈蚣3条，甘草、蝉蜕各6克，鲜地龙10条（焙干酒炒同煎），乌附片（先煎30分钟）、钩藤、防风、僵蚕各13克。

【用法】上药加水煎3次，分3次温服，每日1剂，饭后服。

【功效】祛风通络。

【主治】面瘫。

## 天麻、僵蚕等治疗面瘫

【配方】天麻、僵蚕、胆南星、钻地风、白及各7.5克，巴豆5粒（去皮），鲜生姜500克。

【用法】前6味药共研细末，用生姜捣汁调和成膏，备用。用时取上药适量，贴于患者面部健侧（右歪贴左，左歪贴右），外以纱布盖上，用胶布固定，7～8小时即可取下，每日换药1次。

【功效】温经散寒，祛风通络。

【主治】面瘫。

## 天牛虫、黄连等治疗面瘫

【配方】天牛虫286克，川芎、当归各500克，黄连600克，黄丹360克。

【用法】将天牛虫研细过120目筛，备用。再将川芎、当归、黄连与食用植物油2 500毫升，同置锅内煎枯，除渣滤过，熬至滴水成珠；另取黄丹，加入油内搅匀，收膏。取膏用文火熔化后，加入天牛虫粉搅匀，分摊于纸上即得。每张药膏重2克，含天牛虫粉0.2克，料可制1 430张。同时取患侧听宫、下关、翳风为主穴，颊车、太阳、大椎为配穴。选定穴位后，将膏药加温熔化，每个主穴贴1张，配穴视病情加减。每5日更换1次，为1个疗程。总疗程不超过35日。

【功效】疏风活血，通经活络。

【主治】面瘫。

# 暑病

暑病是感受暑邪而发的热病的统称。其中包括中暑、伤暑等。中暑是人体感受暑热后引起的疾病。暑为夏病之首，中暑的"中"字，形容暑热侵犯人体，来势凶猛，犹如石块猛烈击中人体。当环境气温超过32℃时，人体就可能发生中暑。本病的发生除与高温、高湿、通风不良等有关，还与个人的身体健康状况密切相关。

## 绿豆、鲜丝瓜花解暑

【配方】绿豆60克，鲜丝瓜花8朵。

【用法】用清水一大碗，先煮绿豆至熟，然后捞出绿豆，再加入鲜丝瓜花煮沸。温服汤汁。

【功效】清热解暑。

【主治】夏季气温酷热引起的中暑。

## 鲜杨梅、白糖预防中暑

【配方】鲜杨梅500克，白糖80克。

【用法】将鲜杨梅洗净，加白糖共装入瓷罐中捣烂，加盖（不密封，稍留空隙），7～10日自然发酵成酒。再用纱布绞汁，即成约12度的杨梅露酒，然后倒入锅内煮沸，待冷装瓶，密闭保存，时间愈久愈佳。夏季饮用最宜。

【功效】预防中暑。

## 西瓜、龙眼肉等清暑祛热

【配方】西瓜1个，鸡肉、火腿、莲子、龙眼肉、核桃、松子、杏仁各适量。

【用法】把鸡肉和火腿切成丁，将西瓜上端切下（小块为盖，大块为盅），挖去瓜瓤。将上述用料一并填入西瓜内，盖上盖，隔水蒸熟即成。食之。

【功效】消烦止渴，利小便。清暑祛热。

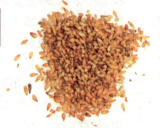

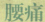

# 腰痛

　　腰痛是指腰部一侧或两侧发生疼痛的病症。凡房事过度，遗精滑泄，妇科疾病，以及老年肾衰都可出现腰痛；此外，久卧湿地，水中作业，脾肾阳虚，寒湿入侵腰部经络，或下焦湿热，或痰浊下注，郁滞腰部经络，也可出现腰痛；还有跌闪扭伤腰部引起的腰痛，亦屡见不鲜。

## 当归、桃仁等治疗腰痛

【配方】当归、红花、牛膝各12克，桃仁、川芎、没药、香附各10克，五灵脂9克。

【用法】水煎服，每日1剂，分2次服。

【功效】活血化瘀，理气止痛。

【主治】瘀血腰痛。

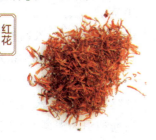

红花

## 猪肾、补骨脂等治疗腰痛

【配方】公猪肾1对，川牛膝5克，香附2克，补骨脂3克，杜仲5克，青盐少许。

【用法】将公猪肾用竹刀剖开，去筋膜和油脂，将各药在锅内略炒，烘干，研成极细末，填入猪肾内，外用湿纸包好，并可在湿纸外再包一层黄泥，放在灰火中煨熟。猪肾煨熟后，去药末，只吃猪肾，间隔1~2日服1次，7次为1个疗程。

【功效】补肾气，止腰痛，强筋骨。

【主治】肾气虚引起的腰痛，足痿弱无力。

## 鲜马兰、鲜牛膝等治疗腰痛

【配方】鲜南蛇藤、鲜虎刺、鲜马兰各30克，鲜牛膝15克，鸡蛋3枚。

【用法】上药水煎30分钟，去渣取药液，待温，放入鸡蛋，文火煮熟。每日1次，连服数日。

【功效】活血通络。

【主治】腰痛。

## 薤白、附子等治疗腰痛

【配方】淡豆豉60克，附子15克，薤白1把，川花椒（去目及闭口者）50粒，酒2000毫升。

【用法】先将薤白洗净，切碎，附子炮裂去皮，杵为末，淡豆豉、川花椒共炒至薤白熟，放入酒中，更煎四五沸，去渣贮器内。每服1酒杯，和粥食之。

【功效】温阳散寒。

【主治】腰腿疼痛。

## 羌活、升麻等治疗腰痛

【配方】羌活、苦参、葛根、黄芩、猪苓、白术各12克，人参、炙甘草各6克，升麻、防风、当归各9克，苍术、泽泻、茵陈各15克，知母10克。

【用法】水煎服，每日1剂，分早、晚服。

【功效】清热利湿，舒筋止痛。

【主治】湿热腰痛。

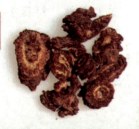

## 独活、秦艽等治疗腰痛

【配方】独活、防风各10克，秦艽、当归、川芎、牛膝、茯苓、桂枝各12克，桑寄生、杜仲、芍药各15克，细辛、人参、甘草各6克，地黄9克。

【用法】水煎服，每日1剂，分3次服。

【功效】祛寒行湿，温经通络。

【主治】寒湿腰痛。

## 核桃肉、芝麻面等治疗腰痛

【配方】生山药100克，糯米600克，白糖300克，芝麻面、熟鸡油各50克，炒核桃肉30克。

【用法】将生山药洗净，入笼蒸熟，剥去外皮，芝麻炒酥磨成粉状，炒核桃肉压成末，熟鸡油、核桃肉末、芝麻面、白糖和山药泥揉匀成馅料，糯米淘洗干净，与水混合磨成米浆，放入布袋沥干水，作为汤圆外皮料，包入馅料做成汤圆，入开水中煮熟即可食之。

【功效】补肾滋阴。

【主治】肾虚精滑所致的腰痛无力。

# 虚劳

虚劳，即"虚损劳伤"。凡久病体虚积劳内伤、病久失养、脏腑虚损、气血虚弱等表现为各种亏损证候者，都属于虚劳。究其原因，主要有三个方面：一是烦劳过度，肾精虚失，形气日渐衰微，导致虚劳；二是饮食不节，劳倦伤脾；三是病后失调，正气耗伤。

## 黄芪、五味子等治疗虚劳

【配方】黄芪、大枣各10克，白术、当归、五味子各9克，人参、甘草、肉桂、生姜、陈皮各6克。

【用法】水煎服，每日1剂。

【功效】益气补血。

【主治】心阴虚所致的虚劳。

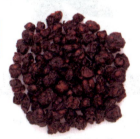

五味子

## 人参、麦冬等治疗虚劳

【配方】人参、大枣、麦冬各10克，茯神10克，糯米100～150克，红糖适量。

【用法】将人参、大枣、麦冬、茯神共煎取汁，与糯米同煮粥，调入红糖即成。

【功效】养血补心。

【主治】心血虚所致的虚劳。

## 乌雄鸡、高良姜等治疗虚劳

【配方】乌雄鸡1只，陈皮、高良姜各3克，胡椒6克，草果2个，葱、生姜、料酒、食盐各适量。

【用法】将乌雄鸡宰后，去毛、内脏，洗净，切成块。将陈皮、高良姜、草果洗净后，与鸡肉块入锅炖煮，至鸡肉块软熟，加适量葱、生姜、料酒、食盐调味。酌量佐餐食用。

【功效】养血补肝。

【主治】肝血虚所致的虚劳。

## 白羊肉、粳米等治疗虚劳

【配方】肉苁蓉50克，白羊肉200克，

鹿角胶 1.5 克，粳米 150 克，葱白 7 克，鸡蛋 2 枚。

【用法】前 5 味药煮粥，临熟下鸡蛋，空腹食之。

【功效】温阳补肾。

【主治】阳衰所致的虚劳。

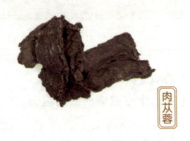

肉苁蓉

## 桂枝、炙甘草治疗虚劳

【配方】桂枝 10 克，炙甘草 5 克。

【用法】水煎服，每日 1 剂，分 2 ～ 3 次服。

【功效】温通心阳。

【主治】心阳虚所致的虚劳。

## 夜明砂、鲜猪肝治疗虚劳

【配方】夜明砂 6 克，鲜猪肝 90 克。

【用法】将夜明砂加清水淘洗，除去泥沙，再把猪肝切碎，与夜明砂拌匀，放入碗内，上笼蒸熟即成。不放调料，趁热食用，每日或隔日 1 次。

【功效】补肝阴、清肝火。

【主治】肝阴虚所致的虚劳。

## 生地黄、麦冬等治虚劳

【配方】生地黄 12 克，玄参、人参、茯苓、五味子、丹参、柏子仁各 9 克，酸枣仁、麦冬、当归、桔梗各 10 克，远志 6 克。

【用法】水煎服，每日 1 剂，分 2 次服。

【功效】滋阴养心。

【主治】心阴虚所致的虚劳。

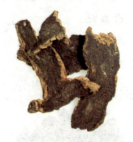

玄参

## 人参、熟地黄等治疗虚劳

【配方】人参 3 克，熟地黄、黄芪、桑白皮各 10 克，五味子、紫菀各 9 克。

【用法】水煎服，每日 1 剂，分 2 次服。

【功效】补益肺气。

【主治】肺气虚弱所致的虚劳。

# 水肿

水肿是体内水液潴留，泛溢肌肤，引起眼睑、头面、四肢、腹部，甚至全身浮肿的一种病症。由受外邪，饮食不节及劳伤体虚，水液代谢失调，水湿泛滥肌肤所致。

## 赤小豆、樟柳根治疗水肿

【配方】赤小豆100克，樟柳根60克。

【用法】先煎樟柳根，取汁、去渣。以樟柳根汁煮赤小豆，将赤小豆煮至烂熟，空腹吃，渴则饮汁，连服3日。

【功效】利尿消肿，疏风解毒。

【主治】风水相搏所致的水肿。

## 麻黄、赤小豆等治疗水肿

【配方】麻黄、甘草、生姜各6克，杏仁、连翘各9克，赤小豆30克，大枣12枚，桑白皮10克。

【用法】除赤小豆、大枣外，余药用布包煎，煮取汁液，用药汁与赤小豆、大枣同煮，直至将赤小豆煮烂熟，吃豆、枣，喝汤汁，每日早、晚各1次，连服3日。

【功效】疏风清热，利湿解毒。

【主治】湿热蕴结所致的水肿。

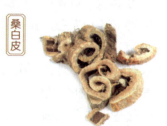

桑白皮

## 枳壳、大腹皮等治疗水肿

【配方】枳壳、陈皮各7克，白芥子、莱菔子各4克，厚朴、大腹皮各5克，茯苓（连皮）、泽泻各10克。

【用法】水煎服，每日1剂，早、晚服。

【功效】理气宽中，消食导滞。

【主治】通身肿胀。

## 麻黄、牡蛎等治疗水肿

【配方】细辛、甘草各4克，麻黄6克，大枣2枚，生姜、牡蛎、知母各3克。

【用法】水煎服，每日1剂，分2次服。

【功效】温阳利水，宣肺散寒。

【主治】阳气衰微、外感风寒所致的水肿。

## 金石斛、生白芍等治疗水肿

【配方】金石斛、天花粉、生白芍、北沙参、白术各14克，怀山药24克，黄芪皮10克，生薏苡仁17克，赤小豆30克。

【用法】水煎服，每日1剂，分2次服。

【功效】养胃生津，补气淡渗。

【主治】脾气虚、胃气亏损所致的浮肿。

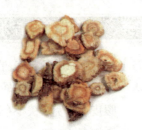

北沙参

## 橘皮、木香等治疗水肿

【配方】橘皮10克，肉桂2克，滑石13克，赤茯苓5克，槟榔、木香、泽泻、猪苓、白术各4克，生姜5片。

【用法】水煎服，每日1剂，早、晚服。

【功效】清利湿热，健脾理气。

【主治】水肿。

## 冬瓜、葱白治疗水肿

【配方】冬瓜150克，葱白15克。

【用法】将冬瓜去皮，洗净，切片加水适量，煮成冬瓜汤。煮沸后下葱白于汤内，吃瓜饮汤，每日数次，可当菜吃。

【功效】健脾利湿。

【主治】各种水肿，尤其以温热水肿为宜。

## 蚕豆、牛肉治疗水肿

【配方】蚕豆、牛肉各150克。

【用法】将牛肉切片，加水与蚕豆同煮，食盐少量调味，佐餐。

【功效】健脾、补气、消肿。

【主治】营养性水肿。

## 附子、茯苓等治疗水肿

【配方】附子、芍药各12克，茯苓32克，白术21克，肉桂4克，大腹皮16克。

【用法】水煎服，每日1剂，早、晚服。

【功效】温肾利水。

【主治】肾阳不足全身漫肿，腰以下肿重。

# 汗证

汗证，是指在人体安静的状态下，如静坐、静卧、睡眠等时，全身或身体某些部位出汗过多，或大汗淋漓不止为主的一种证候。

## 人参、煅龙骨等治疗汗证

【配方】人参9克，煅龙骨15克，炮附子6克，煅牡蛎12克。

【用法】水煎服，每日1剂，分2次服。

【功效】益气固阳固脱。

【主治】突然大汗淋漓或汗出如注者。

## 茵陈、白术等治疗汗证

【配方】茵陈、泽泻各15克，茯苓12克，桂枝、白术、猪苓各10克。

【用法】水煎服，每日1剂，分2次服。

【功效】清热利湿。

【主治】黄汗。

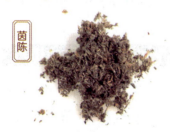

茵陈

## 桂枝、炙甘草等治疗汗证

【配方】桂枝6克，生姜3克，芍药5克，炙甘草2克，大枣3枚。

【用法】水煎服，每日1剂，分2次服。

【主治】营卫失和所致的表虚自汗。

## 当归、熟地黄等治疗汗证

【配方】当归12克，生地黄10克，黄连9克，黄芩、黄柏各6克，熟地黄、黄芪各15克。

【用法】水煎服，每日1剂，分2次服。

【功效】滋阴降火。

【主治】阴虚火旺所致的盗汗。

## 黑豆、龙眼肉等治疗汗证

【配方】黑豆、大枣各30克，龙眼肉10克。

【用法】上药均洗净后放在砂锅内，加水适量，用文火煨60分钟左右，每日分2次服。连服15日为1个疗程。

【功效】调和营卫。

【主治】营卫失调所致的汗出。

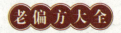
# 眩晕

眩是目眩，即眼花或眼前发黑，视物模糊；晕是头晕，即感觉自身或外界景物旋转，站立不稳，因二者常同时并见，故统称为"眩晕"。

## 天麻、猪脑治疗眩晕

【配方】天麻10克，猪脑1具，清水适量。

【用法】将天麻、猪脑放瓦盅内隔水炖熟服食，每日1次，3～4次显效。

【功效】祛风开窍，通血脉。

【主治】眩晕。

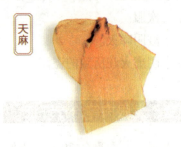

天麻

## 僵蚕、明天麻等治疗眩晕

【配方】僵蚕、青皮各9克，荆芥穗、白芷、羌活、明天麻各6克，鸡蛋2枚。

【用法】前6味药与鸡蛋加水适量，共煮之，待鸡蛋熟后去皮，再煮，令药味入透，取出鸡蛋即可食用。

【功效】祛风止眩晕。

【主治】风邪所致的头目眩晕。

## 当归、桃仁等治疗眩晕

【配方】当归10克，桃仁、红花各9克，生地黄、川芎各12克，枳壳8克，赤芍、柴胡、甘草、桔梗各6克，牛膝15克。

【用法】水煎服，每日1剂，分2次服。

【功效】祛瘀生新，活血通经。

【主治】瘀血阻络所致的头目眩晕。

## 荆芥、桑叶等治疗眩晕

【配方】荆芥10克，蝉蜕6克，桑叶5克，薄荷、菊花各9克。

【用法】水煎服，每日1剂，分2次服。

【功效】解表祛风。

【主治】外感风寒所致的眩晕。

# 梅尼埃病

梅尼埃病亦称内耳性眩晕症。平时常伴有耳鸣和听力减退；发病时以剧烈眩晕、不敢转身及恶心呕吐为主症。

## 独活、鸡蛋治疗梅尼埃病

【配方】独活 20 克，鸡蛋 4 枚。

【用法】将独活与鸡蛋加水共煮，蛋熟去壳再煮 15 分钟，使药汁渗入蛋内，去汤及药渣，单吃鸡蛋，每次 2 枚，每日 2 次，3 日为 1 个疗程，连用 2 ~ 3 个疗程。

【功效】祛风补脑。

【主治】梅尼埃病。

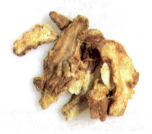

独活

## 五味子等治疗梅尼埃病

【配方】五味子、酸枣仁、怀山药各 10 克，当归 6 克，龙眼肉 15 克。

【用法】水煎服，每日 1 剂，分 2 次服。

【功效】养血益心，镇静止晕。

【主治】梅尼埃病。

## 天麻、绿茶治疗梅尼埃病

【配方】天麻 3 ~ 5 克，绿茶 1 克。

【用法】天麻切成薄片，干燥贮存，备用。每次取天麻片与茶叶放入杯中，用刚沸的水，冲泡大半杯，立即加盖，5 分钟后可以饮服。饭后热饮，头汁饮完，略留余汁，再泡再饮，直至冲淡，弃渣。

【功效】平肝息风，潜阳定惊。

【主治】梅尼埃病。

## 仙鹤草治疗梅尼埃病

【配方】仙鹤草 60 克。

【用法】水煎，频服，连续 3 ~ 4 日。

【功效】益气补虚，活血通络。

【主治】梅尼埃病。

# 第二章

# ～ 外科 ～

## 痔疮

痔疮发作时，多见于肛门坠痛或痔核红肿剧痛，或便时出血，兼有便秘、溲赤、唇干咽燥等热象。本病多由素积湿热或嗜食炙煿、辛辣之品，或过量饮酒而致湿热内蕴而诱发。

### 茄子治疗内痔

【配方】茄子适量。

【用法】茄子切片，烧成炭，研成细末。每日3次，每次10克，连服10日。

【功效】清热止血。

【主治】内痔。

### 荆芥、防风等治疗痔疮

【配方】荆芥、土茯苓、防风、使君子各9克，芒硝120克，马钱子6克。

【用法】上药放入砂锅内加水煮沸。然后，倒入罐内，令患者蹲在罐上先熏后洗，每晚1次。

【功效】清热解毒，软坚散结。

【主治】痔疮。

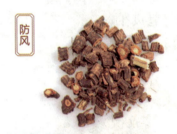

防风

### 金银花、大黄等治疗痔疮

【配方】金银花、黄芩、红花各30克，大黄、芒硝各60克。

【用法】将上药加水浸泡10~15分钟，煮沸25分钟，去渣，药液倒入盆中。先熏洗肛门，待药液稍冷后坐浴。每日1剂，熏洗2次。

【功效】清热消肿，活血祛瘀。

【主治】外痔肿痛、内痔外脱及肛门水肿。

## 芒硝、冰片等治疗痔疮

【配方】芒硝 30 克，冰片 10 克，猪胆汁适量。

【用法】先将前两味药共研细末，再用猪胆汁调匀成糊状（如痔疮表面有溃疡或分泌物多者加明矾 10 克），备用。外敷于痔疮外，再用纱布棉垫覆盖，胶布固定。每日早、晚各敷 1 次。

【功效】消肿止痛。

【主治】痔疮。

## 猪大肠、绿豆清热润肠

【配方】猪大肠 1 截，绿豆 200 克，少许醋。

【用法】先将猪大肠翻开并用醋洗净，把绿豆填入猪大肠内，再用线绳将猪大肠的两端扎紧，放入锅中加水煮约 90 分钟即成。食时切成段，一次吃完，每日 1 次。

【功效】清热解毒，润肠通便。

【主治】内外痔、便血。

## 麝香、冰片等治疗痔疮

【配方】麝香、熊胆、冰片、刺猬皮各 0.3 克。

【用法】将上药共研极细末，贮瓶内备用。外痔：每日敷药 3 次；内痔：将药棉缠在如火柴杆粗的小棍上，浸湿蘸药末插入肛门内，随即将小棍抽出，药棉留在肛门内。

【功效】消肿止痛。

【主治】痔疮。

## 蝉蜕、芝麻油等治疗痔疮

【配方】蝉蜕 15 克，冰片 12 克，芝麻油 30 毫升，金银花 20 克，木鳖子、甘草各 12 克。

【用法】先将蝉蜕用微火焙焦存性、研末，入冰片同研成细末，用芝麻油调匀即成。每晚临睡前，先用金银花，木鳖子（捣碎）、甘草煎汤趁热熏洗患处，然后用棉签蘸油膏涂敷痔核上，连用 5 ~ 7 日。

【功效】消炎，散结，止痛。

【主治】痔疮。

【注意事项】忌食辛辣、鱼等食物。

# 类风湿关节炎

类风湿关节炎是以慢性对称性多关节疼痛为主要表现的一种全身性疾病。常见的症状是关节肿痛，晚期可引起关节的强直、畸形和功能严重受损。

## 黄芪、防己等治疗关节冷痛

【配方】黄芪30克，寻骨风、防己、徐长卿各20克，秦艽、白术各10克。

【用法】水煎服。

【功效】固表祛风。

【主治】关节冷痛，怕风寒者。

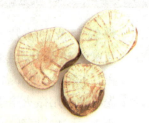

## 白花蛇、蜈蚣等治疗类风湿关节炎

【配方】白花蛇1条（蕲蛇30克或乌梢蛇30克），蜈蚣3条，全蝎10克。

【用法】水煎外洗患处。

【功效】搜风通络，散寒止痛。

【主治】关节疼痛剧烈，痛处固定，肌肤麻木不仁，局部肿胀，关节变形。

## 赤芍、桃仁等治疗类风湿关节炎

【配方】当归、赤芍、泽泻、木瓜各10克，牡丹皮9克，桃仁、红花、川芎、露蜂房、桂枝各6克，茯苓12克，生地黄15克。

【用法】水煎服，每日1剂。

【功效】补肾活血，调肝养阴，强筋壮骨。

【主治】类风湿关节炎。

## 地龙、蜈蚣等治疗类风湿关节炎

【配方】地龙、土鳖虫各20克，蜈蚣、桃仁、薏苡仁、青风藤、生地黄各10克。

【用法】水煎服。

【功效】祛风通络。

【主治】类风湿关节炎。

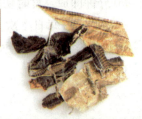

# 肛裂

肛裂常因便秘或反复腹泻,肛管皮肤受到损伤所致。多发于肛管的后中线处,严重者裂口可深达肛门括约肌。

## 无花果叶治疗肛裂

【配方】无花果叶适量。

【用法】水煎,每日 3 ~ 5 次洗患处,或浸毛巾湿敷。

【主治】肛裂。

## 白及、蜂蜜治疗肛裂

【配方】白及 150 克,蜂蜜 40 克。

【用法】将白及入锅,加水适量,煮沸至汁稠,除去白及,用文火将药汁浓缩至糊状,离火,与煮沸的蜂蜜混合均匀,冷后入瓶制成白及膏,大便后涂患处,用敷料固定,每日 1 次。

【主治】肛裂。

## 冰片、煅石膏等治疗肛裂

【配方】冰片、煅龙骨粉各 6 克,煅石膏 143 克,煅炉甘石 64 克,朱砂 7.5 克,凡士林 264 克,芝麻油适量。

【用法】先取冰片及少许煅炉甘石共研成细末。再入煅龙骨粉,朱砂及余下的煅炉甘石,混合均匀,掺入煅石膏,拌匀后倾倒凡士林内充分搅拌,最后加适量芝麻油调成软膏,备用。肛门局部用碘伏消毒后,把肛裂周围涂满此膏,用纱布盖好,胶布固定。

【功效】止血敛疮,封口止痛。

【主治】肛裂。

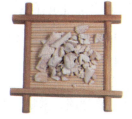

煅龙骨

## 鸡蛋黄治疗肛裂

【配方】鸡蛋黄 1 个。

【用法】将熟鸡蛋黄揉碎后用文火加热,取油涂患处,每日 1 ~ 2 次。

【主治】肛裂。

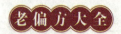

# 颈椎病

颈椎病是颈椎间盘及其继发性椎间关节退行性变所致脊髓、神经、血管损害而出现相应症状和体征的疾病。轻者头、颈、臂、手、胸、背疼痛麻木；重者可出现四肢瘫痪、大小便失禁等。颈部是头与躯体连结的部位，头部的血液供给大脑及躯体的神经系统，以及饮食、呼吸等生命活动，都需要经过颈部相互沟通。不仅如此，颈部还是头部活动的枢纽。由于颈部椎骨的协同作用，头部才能向前、后、左、右转动，并可以进行仰头、俯视等活动。正因为如此，颈部很容易受伤。

## 全当归、三七等治疗颈椎病

【配方】全当归、三七、红花各等份。

【用法】上药共研为末，过120目筛后，装瓶备用。每次服3克，用黄酒或温开水送服。本方也可做成胶囊吞服，每粒重0.5克，每服4～5粒。每日3次。10日为1个疗程。

【功效】活血通络，散瘀止痛。

【主治】颈椎病。

## 全蝎、鹿衔草等治疗颈椎病

【配方】全蝎9克，蜈蚣2条，鹿衔草30克，川芎、当归、乌梢蛇、自然铜各15克。

【用法】上药水煎，分2次口服，每日1剂。若上肢麻木疼痛较重者，加桑枝；若颈部强直疼痛重者，加葛根；若眩晕、昏仆者，加地龙、钩藤、泽泻；若气候剧变时症状加重者，加汉防己、秦艽。

【功效】祛风湿、通经络，活血止痛。

【主治】颈椎病。

全蝎

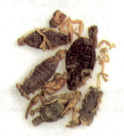

## 葛根、威灵仙等治疗颈椎病

【配方】葛根、丹参、白芍、威灵

仙、防风各 50 克，川芎、乳香、没药、川花椒、五加皮、桂枝、桑枝、荆芥、生甘草各 20 克，细辛 3 克，全蝎、蜈蚣各 10 克。

【用法】上药共研为末，装入瓶内备用，每次服 3 克，用黄酒或温开水送服。每日 3 次。

【功效】舒筋通络，活血止痛。

【主治】颈椎病。

## 桂枝、葛根等治疗颈椎病

【配方】桂枝、白芍各 18 克，甘草 12 克，葛根 25 ~ 40 克，生姜 6 克，大枣 6 枚。

【用法】水煎服。每日 1 剂，20 日为 1 个疗程。局部凉甚者加附子；颈项沉困者加羌活、独活；手臂麻木者加当归、川芎、川牛膝；病程较长者加天麻、全蝎、地龙；肾虚者加鹿角霜、山茱萸、威灵仙。

【功效】温通经脉，升津舒筋。

【主治】颈椎病。

## 当归、川芎等治颈椎病

【配方】当归、川芎、桂枝、川乌、鸡血藤、红花各 10 克，白芷 12 克，苏木 15 克，仙鹤草 9 克。

【用法】上药共研细末，混合均匀后装入布袋内，并将袋口缝合备用。将药袋放在颈部，用细绳固定，白天用之，夜间摘掉。一般用此药袋治疗 3 ~ 5 日后，局部疼痛明显减轻，半个月可达到治愈的效果。如患腰腿痛时，可将药袋固定在疼痛部位，有很好的疗效。

【功效】温阳散寒，活血止痛。

【主治】颈椎病。

# 疝气

疝气以阴囊、小腹疼痛肿起，涉及腰、胁、背以及心窝部、脐周，伴有四肢厥冷，冷气抢心，止作无时为主要表现的疾病。

## 丝瓜、陈皮治疗疝气

【配方】干老丝瓜1个，陈皮10克。

【用法】丝瓜焙干，研末。陈皮研末。两味混合，开水送服，每次10克，每日2次。

【功效】理疝消肿。

【主治】小肠疝气所致的睾丸肿痛。

## 山楂、红糖治疗小肠疝气

【配方】山楂30克，红糖适量。

【用法】将山楂洗净，加水煮烂后放糖。每日分2次服完。

【功效】活血化瘀，温中散寒。

【主治】小肠疝气，肠炎下利。

## 橄榄核、山楂核等消阴囊肿痛

【配方】橄榄核、荔枝核、山楂核各等份。

【用法】上药烧炭存性，研末。每日2次，一次5克，小茴香煮水空腹送服。

【主治】小肠疝气所致的阴囊肿痛。

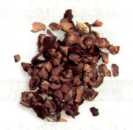
荔枝核

## 玉米茎心治疗疝气

【配方】玉米茎心（玉米茎内之白色柔软绵状物质）10条。

【用法】加水煮汤。代茶饮用。

【功效】清热利尿。

【主治】疝气，尿道刺痛、溺白等。

## 红皮蒜、金橘等治疗疝气

【配方】红皮蒜2头，金橘2个，柑核50克，白糖50克。

【用法】红皮蒜去皮，同其他3味用水2碗，煮成1碗。顿服。

【功效】消肿，止痛。

【主治】疝气。

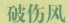

# 破伤风

破伤风是指皮肉破伤，风毒之邪乘虚侵入而引起的以全身或局部肌肉强直性痉挛和阵发性抽搐为典型症状的急性疾病。

## 地龙、蝉蜕等治疗破伤风

【配方】地龙、蝉蜕、天麻、羌活、防风、荆芥、胆南星各9克，钩藤、赤芍、明矾各10克，蜈蚣、全蝎各5克。

【用法】上药研末，过120目筛后，装入干净瓶内备用。用时，以凉开水冲服。每日2～3次。3日为1个疗程，直至痊愈为止。

【功效】通络止痉。

【主治】破伤风。

## 棉籽、黑豆等治疗破伤风

【配方】果实饱满的棉籽150克，黑豆75克，老葱白（连须弃叶不去皮）500克，高粱原酒150克（量可根据患者酒量而定：若患者酒量大，可多增加些；不会饮酒者用125克）。

【用法】将棉籽炒焦至酱紫色，研碎过罗成细面。葱加水四五碗，熬成3碗。将酒温热。把黑豆放入铁锅用火炒，先冒白烟，后冒青烟，至大冒青烟时（黑豆约90%已炒糊）离火。然后把温酒倒入铁锅内，待豆子不发出响声时过滤，留酱紫色液体。把棉籽粉和黑豆液放在一起，加入适量葱汤，如同稀粥。连服1～2日。热天服后盖一个被单；冬天服后盖上棉被，使汗出透。

【功效】清热解毒，活血消肿，通阳利尿。

【主治】破伤风。

【注意事项】患者治疗期间应忌食腥冷食物，需静卧休息。

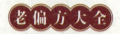

# 脉管炎

脉管炎一般指血栓闭塞性脉管炎，是一种中小动静脉的周期性、节段性、慢性炎症病变，是指血管腔发生闭塞，引起局部组织缺血，最后坏死致肢体末端脱落为病变过程的疾病。好发生于青壮年，以20～40岁男性多见。临床表现为下肢肢端疼痛或间歇性跛行，足背动脉搏动减弱或消失，足趾持续变冷，皮肤苍白或青紫，甚至出现干性坏疽。

## 紫草、青黛等治疗脉管炎

【配方】紫草30克，青黛6克，干姜3克。

【用法】水煎服。

【功效】清热解毒。

【主治】脉管炎。

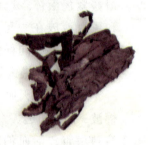

## 藕节、红花等治疗脉管炎

【配方】藕节、鸡冠花各30克，红花10克。

【用法】水煎服。

【功效】活血化瘀，止血。

【主治】脉管炎。

## 活蜗牛治疗脉管炎

【配方】活蜗牛适量。

【用法】将活蜗牛洗净，连同壳捣烂如泥状。敷于溃烂面上，以湿纱布盖之，每日换药1次。

【功效】通经活络，祛腐生肌。

【主治】脉管炎。

## 猪蹄、丹参等治疗脉管炎

【配方】猪蹄1只，毛冬青根150克，鸡血藤、丹参各50克。

【用法】将猪蹄与其他3味药共煮至蹄烂。去药渣，吃肉饮汤。

【功效】活血通络。

【主治】脉管炎。

# 脑震荡后综合征

脑震荡后综合征，多因跌坠、撞击颅脑受伤 3 个月后仍头痛、头晕、失眠、健忘，或耳鸣、目眩等，且无颅脑器质性损伤。临床上较为常见。

## 猪脑、天麻等治疗脑震荡后综合征

【配方】猪脑 1 具，天麻 15 克（切片），枸杞子 25 克。

【用法】猪脑去筋膜，洗净，同天麻、枸杞子共放入碗内，加水少许蒸熟。吃猪脑饮汤。

【功效】养血，祛风，安神。

【主治】脑震荡后综合征。

## 乌龟头、黄瓜籽等治脑震荡后综合征

【配方】乌龟头 1 个，黄瓜籽 9 克，黄酒适量。

【用法】将乌龟头用干燥箱干燥，黄瓜籽晒干，同研为末。分 3 次服，黄酒送下。5 个乌龟头为 1 剂，轻症服 2 剂后，症状消失；重症服 4 剂后，病情减轻，连服五六剂可愈。

【功效】安神定志。

【主治】脑震荡后综合征。

## 丹参、骨碎补等治疗脑震荡后综合征

【配方】丹参 30 ~ 45 克，红花 6 克，茯神、骨碎补、续断、白菊花各 12 克，钩藤（后下）18 克，甘草、三七（冲）各 3 克。

【用法】水煎，每日 1 剂，分 2 次服。若头痛甚者加血竭、延胡索，或加地龙、蜈蚣；若头晕甚者加生石决明、蒺藜；若耳鸣者加磁石；若失眠甚者加珍珠母、酸枣仁、生龙齿等；若神志恍惚者加琥珀、生铁落、朱砂（冲）；若恶心呕吐者加代赭石、麦芽等。

【功效】活血化瘀，安神息风。

【主治】脑震荡后综合征。

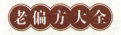
# 跌打损伤

跌打损伤包括跌仆、殴打、闪挫、刺伤、擦伤、运动损伤等，伤处多有疼痛、肿胀、出血或骨折、脱臼等，也包括内脏损伤。在此主要以软组织损伤为主。

## 生栀子、生石膏等治疗软组织损伤

【配方】生栀子10克，生石膏30克，桃仁9克，红花12克，土鳖虫6克。

【用法】上药焙干，共研为末，装入瓶内备用。用时，取药末用75%乙醇浸湿60分钟后，再加入适量蓖麻油，调成糊状。依患部范围大小，取药摊适量厚度于纱布上，直接贴敷患处，用绷带包扎固定，隔日换药1次。

【功效】活血化瘀。

【主治】软组织损伤。

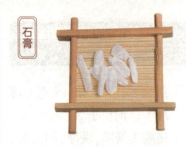

石膏

## 生栀子、生韭菜治疗软组织损伤

【配方】生栀子、生韭菜各等份。

【用法】将上药捣烂后，用鸡蛋清调匀，呈糊状，均匀地敷于患处，将红肿面盖全，厚度为2～4毫米，外用纱布固定。每日换药1次。

【功效】杀菌消炎，散瘀活血。

【主治】软组织损伤。

# 坐骨神经痛

坐骨神经痛是指坐骨神经通路及其分布区内的疼痛，疼痛自臀部至大腿后侧，小腿后外侧向远端放射。起病多急，表现为下背部酸痛和腰部僵直感，及沿坐骨神经通路的剧烈疼痛。

## 黄芪、延胡索等治疗坐骨神经痛

【配方】生黄芪50克，全当归、白芍、木瓜、延胡索、桂枝各20克，牛膝、赤芍、威灵仙、鸡血藤、路路通各15克，地鳖虫、全蝎各10克，生甘草5克。

【用法】水煎，每日1剂，分早、中、晚服。10日为1个疗程。

【功效】补气养血，温经通络。

【主治】坐骨神经痛。

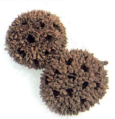

## 制乳香、红花等治疗坐骨神经痛

【配方】制马钱子50克，制乳香、制没药、红花、桃仁、全蝎、桂枝、麻黄各20克，细辛15克。

【用法】上药共研为末，装入空心胶囊内，每粒重0.3克。每次3～4粒，每日早、晚用黄酒或温开水送服。15日为1个疗程。

【功效】通经活血，消肿止痛。

【主治】坐骨神经痛。

## 杜仲、没药等治疗坐骨神经痛

【配方】杜仲、续断、牛膝、桑寄生各30克，没药、乳香、红花、桃仁、生甘草各10克，全蝎、蜈蚣各2克（共研末冲服），木瓜、威灵仙、独活、白芍各20克。

【用法】水煎，分早、晚2次服，每日1剂。1周为1个疗程。

【功效】补肾化湿，活血止痛。

【主治】坐骨神经痛。

# 脱肛

脱肛一般指直肠脱垂，是指肛管和直肠的黏膜层以及整个直肠壁脱落坠出，向远端移位，脱出肛外的一种疾病。脱肛的发病原因与人体气血虚弱，机体的新陈代谢功能减弱，自身免疫力降低，疲劳、酒色过度等因素有关。

## 黄花菜、木耳等治疗脱肛

【配方】黄花菜100克，木耳25克，白糖5克。

【用法】将黄花菜、木耳洗净去杂质，加水煮60分钟。原汤加白糖调服。

【功效】清热，除湿，消肿。

【主治】脱肛，大便时肛门痛或便后滴血。

## 陈醋、大枣治疗脱肛

【配方】陈醋250克，大枣120克。

【用法】将大枣洗净，用陈醋煮枣，待煮至醋干即成。分2～3次将大枣吃完。

【功效】益气，散瘀，解毒。

【主治】久治不愈的脱肛。

## 马勃治疗脱肛、肛门红肿

【配方】马勃15克。

【用法】将马勃焙干，研末，芝麻油调擦。

【功效】解毒，止血。

【主治】脱肛，肛门红肿。

## 王不留行治疗脱肛

【配方】王不留行30克。

【用法】将王不留行焙干，研为末，每日早、晚温开水送服。

【功效】活血通经，消肿止痛。

【主治】便秘脱肛及气虚脱肛。

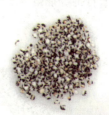

## 泽兰叶治疗小儿脱肛

【配方】泽兰叶30克。

【用法】水煎，趁热熏洗患处1～2次。

【功效】活血祛瘀，消肿。

【主治】小儿脱肛。

# 疮疡

　　疮疡是一切体表浅显的外科及皮肤疾患的总称，包括所有肿疡和溃疡，如痈疽、疔疮、疖肿、流注、瘰疬等，临床颇为常见。多由毒邪内侵，邪热灼血，以致气血壅滞而成。患者除患处皮色肿硬、痒痛难忍，脓肿流水，且多有烦躁不安、焦渴、便闭、精神不振等表现。若不及时治疗，可诱发其他疾病，甚至危及生命。

## 凤仙花治疗疮疡

【配方】凤仙花全草 25 克。

【用法】捣烂，涂患处。每日 1 次。

【功效】消肿止痛。

【主治】疮疡久不收口。

## 羌活、白鲜皮等治疗疮流黄水

【配方】明矾、羌活、独活、硫黄、白鲜皮、狼毒各 50 克，轻粉 12.5 克，白附子、黄丹、蛇床子各 25 克。

【用法】上药研为末，油调成膏，擦之。

【功效】消炎解毒。

【主治】疮流黄水。

## 轻粉、硫黄等治疗疮肿

【配方】轻粉、明矾、硫黄各等份。

【用法】上药为细末，用酥油调，临睡前涂 3 次。

【功效】消炎杀菌。

【主治】疮肿。

## 贯众、川芎等治疗疮肿

【配方】贯众、川芎、茵陈、地骨皮、荆芥、独活、防风、萹蓄、甘草各 10 克，当归 15 克。

【用法】上药细咀，水 3 碗，煎 3 沸，去渣，通手洗之。

【功效】消炎杀菌，解毒。

【主治】疮肿。

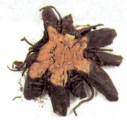

贯众

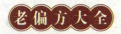
# 颈淋巴结结核

颈淋巴结结核发生于颈部，是由结核分支杆菌感染所引起的淋巴结慢性炎症。该症常累及多个淋巴结，出现于颈部一侧或两侧，颌下或胸锁乳突肌的前后缘和肌肉深面是好发部位。临床表现初期淋巴结肿大、变硬，可孤立活动。随着病程进展，病变淋巴结肿大，与周围组织粘连或相互粘连成串成团。后期亦可坏死，形成脓肿，或破溃成慢性溃疡或窦道，流出干酪样稀薄脓液。肿大、破溃的淋巴结一般不红不痛，故又称寒性脓肿。本病多见于青壮年。中医称为"瘰疬"，俗称"鼠疮"。常因肺肾阴虚，气血两亏，肝气郁滞，痰热互结而起病。

## 新鲜射干治疗颈淋巴结结核

【配方】新鲜射干 30～50 克。

【用法】新鲜射干的根叶，洗净切细，水煎，每日分3次服用。小儿酌减。

【功效】消肿散结。

【主治】淋巴结结核。

## 猫爪草、山慈菇等治疗颈淋巴结结核

【配方】猫爪草 15 克，山慈菇、土茯苓、牡蛎各 10 克，浙贝母 10 克，连翘 20 克，金银花 30 克，蒲公英、紫花地丁各 15 克，全蝎 5 克，蜈蚣 1 条，生甘草 10 克。

【用法】水煎服，每日 1 剂。

【功效】清热解毒，消核化结。

【主治】颈淋巴结结核初起。

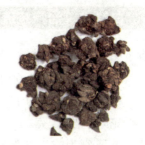

## 夏枯草治疗颈淋巴结结核

【配方】夏枯草 50 克。

【用法】每日 1 剂，水煎或沸水浸泡当茶频服，可加适量白糖。破溃不愈，反复发作者，可另用白头翁 100 克、陈皮 10 克，水煎服，每日

1剂。

【功效】散结消肿。

【主治】颈淋巴结结核。

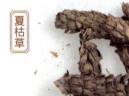

夏枯草

### 蜈蚣、鸡蛋等治疗颈淋巴结结核

【配方】蜈蚣去头足1条，全蝎3条，鸡蛋1枚。

【用法】上药焙干，共研细末，取鸡蛋开一小孔，纳入药末，搅匀用面团包裹，放草木灰中烧熟食之，每日1次，每次1枚，10日为1个疗程。

【功效】攻毒散结。

【主治】化脓性颈部淋巴结结核。

### 夏枯草、连翘等治疗颈淋巴结结核

【配方】夏枯草、昆布、海藻、连翘各100克，甘草10克。

【用法】水煎，每日2次，饭后服，

可用5～7日。

【功效】消瘰软坚，解毒散结。

【主治】颈淋巴结结核，淋巴结炎，乳腺增生，乳痈初期。

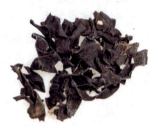

昆布

### 红芽大戟、鸡蛋治疗颈部淋巴结结核

【配方】成年人最大量：红芽大戟45克，鸡蛋7枚；成年人中等量：红芽大戟30克，鸡蛋5枚；10岁以下儿童用量：红芽大戟15克，鸡蛋3枚。

【用法】先将鸡蛋洗净，同红芽大戟同煮，待蛋熟破壳浸入药水内。每服1碗，鸡蛋2枚，每日3次，将药水和鸡蛋全吃完。

【功效】清热解毒，软坚散结。

【主治】颈部淋巴结结核。

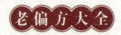

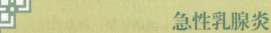
# 急性乳腺炎

　　急性乳腺炎是由细菌感染引起的乳腺组织急性化脓性病变，多见于哺乳期和初产后3~4周的女性，多由致病菌金黄色葡萄球菌和链球菌引起。病初仅表现为乳房部红肿热痛，如处理不及时，可形成脓肿、溃破或瘘管。常伴有皮肤灼热，畏寒发热，患乳有硬结触痛明显，同侧腋窝淋巴结肿大等症状。中医谓之乳痈、吹乳。主要由情绪不畅、肝气不舒，导致经络阻塞、气血瘀滞而发病。

## 星宿菜治疗乳汁瘀阻型乳腺炎

【配方】星宿菜40克。

【用法】水煎服。

【功效】活血化瘀，清热利湿。

【主治】乳汁瘀阻型乳腺炎。

## 生半夏治疗急性乳腺炎

【配方】生半夏适量。

【用法】生半夏晒干，研成细末，入瓶备用。以药棉包裹生半夏粉0.5克，塞患乳对侧鼻孔。

【功效】消痞散结。

【主治】急性乳腺炎。

## 仙人掌等治疗急性乳腺炎

【配方】鲜仙人掌60 ~ 100克，明矾5 ~ 10克。

【用法】将鲜仙人掌用火炭烙去毛刺，捣碎，与明矾细末混匀，加入适量清水调成泥状，敷贴患处，用纱布包好固定。每日更换1次。

【功效】清热解表，消肿止痛。

【主治】急性乳腺炎。

# 附睾炎

　　附睾炎是常见的男性生殖系统疾病之一。有急性和慢性之分。急性附睾炎多继发于尿道、前列腺或精囊感染；慢性附睾炎常由急性期治疗不彻底而引起。中医称为"子痈"，临床表现多为突然发病，阴囊内疼痛、坠胀，并伴有发热、恶寒等全身感染症状，疼痛可放射至腹股沟、下腹部及会阴部。

## 红花、黄芩等治疗附睾炎

【配方】红花、姜黄、黄芩、川楝子各5克，朱砂3克，蜂蜜适量。

【用法】将上5味药研末，过筛，用蜂蜜调成糊状，外敷。每日1次。

【功效】消炎止痛。

【主治】附睾炎。

## 蝉蜕、冰片治疗睾丸炎

【配方】蝉蜕10克，冰片1克。

【用法】将蝉蜕加水300毫升，文火煎10分钟，下火后趁热将冰片捻碎加入药液中，随即熏洗患处，注意水温适宜，以免烫伤。

【功效】消炎止痛。

【主治】睾丸炎或附睾炎、鞘膜积液肿胀等。

## 芦荟、石菖蒲等治疗附睾炎

【配方】芦荟、丁香、豆蔻各30克，白相思豆20克，胡椒10克，石菖蒲35克，姜汁适量。

【用法】将上6味药研末后，加姜汁拌匀，用棉花蘸药涂擦患部。每日早、晚各1次。

【功效】疏肝散寒，祛湿消肿。

【主治】附睾炎。

## 桑螵蛸、白芷等治疗附睾炎

【配方】桑螵蛸30克，白芷、蟾酥、大黄各适量，陈醋适量。

【用法】将上4味药研末后与陈醋调为糊状，外敷。每日1次。

【功效】消炎止痛。

【主治】附睾炎。

# 烧烫伤

烧烫伤亦称灼伤，是指高温（包括火焰、蒸汽、热水等）、强酸、强碱、电流、某些毒剂、射线等作用于人体，导致皮肤损伤，可深在肌肉、骨骼，严重的合并休克、感染等全身变化。按损伤深浅分为三度。Ⅰ度烧伤主要表现为皮肤红肿、疼痛。Ⅱ度烧伤出现局部红肿、水疱。Ⅲ度烧伤主要表现为皮肤焦黑、干痂似皮革，无疼痛感和水疱。Ⅱ度烧伤、Ⅲ度烧伤常常产生感染、脱水、休克、血压下降等临床表现。

## 明矾、花椒等治疗烫伤

【配方】明矾、花椒各适量，芝麻油少许。

【用法】将明矾及花椒用砂锅炒至花椒呈金黄色，然后共轧成末，用芝麻油调成膏。涂于患处，包扎。

【功效】止伤口痛，促进渗出物吸收，促嫩肉生长。

【主治】烫伤。

## 马铃薯治疗烧伤

【配方】马铃薯适量。

【用法】将马铃薯去皮，洗净，切碎，捣烂如泥，用纱布挤汁。以汁涂于患处。

【功效】清热，防腐。

【主治】轻度烧伤及皮肤破损。

## 冰片、米醋治疗烫伤

【配方】冰片3克，米醋250毫升。

【用法】将冰片放入米醋瓶内，使冰片溶化。用时摇匀，涂擦患处，每日数次。

【功效】解毒止痛。

【主治】烫伤水疱未破者。

## 五倍子、鸡蛋清治疗烧伤

【配方】五倍子、鸡蛋清各适量。

【用法】将五倍子研末调鸡蛋清成糊状，敷患处。

【功效】收湿敛疮。

【主治】烧伤。

五倍子

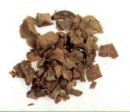

# 第三章

## 妇科

### 月经不调

月经不调指月经周期提前或延后 7 天以上者，究其原因是气血失调导致血海蓄溢失常。多由肝气郁滞或肾气虚衰所致，而以肝郁为主。

### 葵花盘治疗崩漏

【配方】葵花盘 1 个（去籽），黄酒适量。

【用法】将葵花盘晒干，用砂锅焙成炭，研为末，过罗备用。每次 3 克，黄酒送服，每日 3 次。

【功效】清热解毒，达邪外出。

【主治】崩漏。

【注意事项】服药期间忌辛辣食物及房事，崩漏初起者忌用。

### 米醋、豆腐治疗月经不调

【配方】米醋 200 克，豆腐 250 克。

【用法】将豆腐切成小块用米醋煮，以文火煨炖为好，煮熟。饭前吃，一次吃完。

【功效】活血调经。

【主治】身体尚壮女性的月经不调，如经期过短、血色深红、量多。

### 猪瘦肉、益母草治疗月经不调

【配方】猪瘦肉 50 克，益母草 10 克。

【用法】水煎煲汤。每日 2 次。

【功效】活血调经，利尿消肿。

【主治】月经不调。

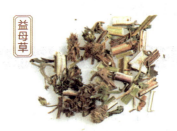

益母草

# 痛经

女性在行经前后或经期出现小腹或腰部疼痛，有时痛及腰骶，并每随月经周期而发者，称为痛经。是妇科较常见的病症，也是妇科急症之一。分为原发性痛经与继发性痛经，常见有子宫内膜异位症、慢性盆腔炎、子宫内膜粘连、子宫腺肌瘤等。

患本病者经脉"不通则痛"，或冲任、胞脉失于濡养、不荣而痛，治疗以调理冲任气血为主，根据不同的证类，或行气活血，或散寒清热，或补虚泻实。经期调血止痛治标，平时审症求因治本。

## 葵花子、山楂等治疗痛经

【配方】葵花子25克（不去皮），山楂50克。

【用法】水煎服。

【功效】行气化瘀止痛。

【主治】痛经较轻者。

## 小茴香、茶树根等治疗痛经

【配方】小茴香、茶树根各20克，凌霄花根30克，红糖12克。

【用法】水煎服。

【功效】化瘀止痛。

【主治】痛经。

## 艾叶、红花治疗痛经

【配方】艾叶10克，红花5克。

【用法】将上药放入杯内，冲入开水300毫升，盖上杯盖，20～30分钟后服下。一般在经前1日或经至时服2剂。

【功效】化瘀止痛。

【主治】痛经。

## 荔枝核、香附行气止痛

【配方】荔枝核、香附各等份。

【用法】捣碎研末，黄酒调服。每次6克，每日2次。

【功效】行气止痛。

【主治】经前小腹疼痛。

## 玫瑰花治疗痛经

【配方】初开玫瑰花蕊50克。

【用法】玫瑰花去蒂、洗净，加入水500毫升，煎取浓汁，去渣后加入红糖，熬制成膏。每日2～3次，每次1～2匙，用温开水送服。

【功效】活血散瘀。

【主治】痛经。

# 闭经

　　女子年逾18岁，月经尚未来潮或已来潮非怀孕而又中断达6个月以上者称为闭经。分为原发性闭经和继发性闭经。原发性闭经多数由于染色体、性腺、性器官发育异常所致，往往非药物所能奏效。临床治疗病例，主要为继发性闭经。

　　中医认为，闭经主要分虚、实两类。虚证有气虚、血虚、心脾气虚、肾虚之分，治以补虚为主，佐以通经；实证有气滞血瘀，治以活血化瘀，化痰祛湿为主。

## 益母草、马鞭草等治疗闭经

【配方】益母草、马鞭草各30克，红糖适量。

【用法】水煎服。

【功效】化瘀通经。

【主治】血瘀经闭。

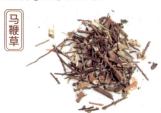

马鞭草

## 猪瘦肉、当归等活血调经

【配方】猪瘦肉250克，当归、黄花菜根各15克，盐适量。

【用法】先煮肉至熟，后加其他两味共煮，调盐，吃肉饮汤。

【功效】补血活血，调经止痛。

【主治】血虚经闭、身体虚弱者。

## 绿豆、猪肝治疗闭经

【配方】绿豆150克，新鲜猪肝200克。

【用法】先将绿豆煮熟后，加入新鲜猪肝（洗净剁碎），煮沸约5分钟后即可食用。分3次口服，每日1剂，至治愈为止。

【主治】闭经。

## 团鱼、黄酒治疗闭经

【配方】团鱼（鳖）1只，黄酒适量。

【用法】将鲜活肥大的团鱼头砍下，取其血滴入碗内，兑入等量的黄酒搅匀，再用等量的开水冲服。

【功效】滋阴养血。

【主治】闭经。

# 月经过少

月经周期基本正常，但经量明显减少，甚或点滴即净；或行经时间缩短，不足2天，经量亦少，称为"月经过少"，又称"经水涩少""经少"等。现代医学可见于幼稚子宫、子宫发育过小、反复流产、子宫内膜粘连、子宫内膜结核等。

## 当归、黄芪等治疗月经过少

【配方】当归、黄芪、何首乌各15克，阿胶12克（另烊）。

【用法】水煎服。

【功效】补血益气。

【主治】血虚、头晕眼花、形瘦、面色淡黄、月经过少而色淡者。

## 人参、当归等治疗月经过少

【配方】人参9克，当归15克，白芍12克，熟地黄10克，川芎6克。

【用法】水煎服。

【功效】补气养血。

【主治】气血不足、神疲乏力、面色萎黄、头晕心悸、月经过少而色淡者。

## 阿胶治疗月经过少

【配方】阿胶20克。

【用法】黄酒兑服，每日1次，连服1周。

【功效】益气养血。

【主治】血虚月经过少者。

## 丹参、香附等治疗月经过少

【配方】丹参30克，香附15克，泽兰10克。

【用法】水煎服。

【功效】活血化瘀，理气调经。

【主治】气滞血瘀、经至腹痛之月经过少者。

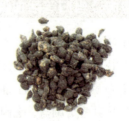

香附

# 经期延长

经期延长是指月经周期正常而经期 7 天以上，可伴有经量增多、腹痛等。

## 麦冬、白茅根等治疗经期延长

【配方】麦冬、百合、白茅根各 15 克。

【用法】水煎，代茶饮。

【功效】滋阴清热。

【主治】阴虚内热所致的经期延长。

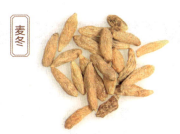

## 滋阴凉血汤

【配方】生地黄、玄参、赤芍、失笑散（包）各 12 克、牡丹皮 9 克、旱莲草 15 克、鹿衔草 30 克、甘草 6 克。

【加减】阴虚甚者加麦冬、北沙参各 10 克；兼气虚者加党参 15 克、升麻炭 6 克、仙鹤草 12 克；兼血瘀者加茜草炭 10 克；兼气滞者加香附炭 10 克；虚寒者加炮姜炭 6 克、艾叶炭 6 克、灶心土 15 克；兼实热者加大黄炭 6 克、炒槐花 10 克；月经量特别多者加人参三七粉（吞服）3 克。

经血干净期间：阴虚血热为主者服六味地黄丸、二至丸；偏气虚者服归脾丸、二至丸；偏肾阳虚者服金匮肾气丸、二至丸。

行经前期：一般提前 1 周仍用上述基本方随症加减治之。连续治疗 3 个月经周期，在此期间，治疗重在治本，以求痊愈。

【用法】水煎服，每日 1 剂，早、晚各服 1 次，嘱患者注意饮食，如对龙眼肉、辣椒、酒类等过于辛辣、温热食物，均当慎忌，以免影响疗效。

【功效】滋阴凉血，活血祛瘀。

【主治】月经过多，月经先期，经期延长。

# 带下病

带下病是指带下量明显增多，色、质、气味发生异常，或伴有全身或局部症状。其病因多由湿邪所致，与脾虚肾亏、湿热、湿毒、病虫等诸多因素有关。

## 向日葵、荷叶等治疗带下病

【配方】向日葵茎或根、荷叶各 12 克，红糖适量。

【用法】以水 3 碗，煎向日葵茎或根、荷叶至半碗，加红糖溶化或熬化成糖浆即成。每日 2 次，饭前空腹饮下。

【功效】清热解毒。

【主治】湿热之带下病。

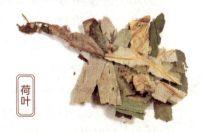

荷叶

## 黄狗肾、冰糖治疗带下病

【配方】黄狗肾（阴茎与睾丸）1 具，冰糖少许。

【用法】将黄狗肾洗净切碎，加水浓煎成胶，冰糖熬汁，二者混合成膏。每服 12 克，黄酒兑服。

【功效】暖肾壮阳。

【主治】肾阳虚之带下病。

## 何首乌、鸡蛋治疗带下病

【配方】何首乌 60 克，鸡蛋 2 枚。

【用法】将何首乌、鸡蛋加水同煮，鸡蛋黄熟后去壳取蛋再煮片刻，吃蛋饮汤。

【功效】补益精血。

【主治】肾虚之带下病。

## 葵髓、大枣等治疗白带增多

【配方】葵髓 1 把，大枣、白鸡冠花各 10 克，白扁豆、白茯苓各 15 克，赤小豆 30 克，党参 9 克，土白术、山药、薏苡仁、海螵蛸各 12 克，蒸苍术 9 克。

【用法】水煎服，每日 1 剂。

【功效】健脾益气，除湿止带。

【主治】白带增多。

## 墨鱼、猪瘦肉补虚治疗带下病

【配方】墨鱼2个，猪瘦肉250克，食盐适量。

【用法】共煮食。每日1次，连吃5日。

【功效】补虚损。

【主治】白带过多。

## 荆芥、地肤子等治疗白带增多

【配方】荆芥（后下）25克，蒲公英、黄柏、地肤子各30克，防风、枯矾（冲）各15克，百部20克。

【用法】煎水作外阴熏洗，等药液温和时坐浴约30分钟，每日2次。

【功效】祛风，清湿热，止痒。

【主治】带下量多，外阴瘙痒。

## 白术、车前子等治疗脾虚带下病

【配方】白术15克，茯苓、车前子、鸡冠花各9克。

【用法】水煎服。

【功效】补脾燥湿。

【主治】白带过多、黄带、味臭。

## 蜂蜜、硼砂治疗黄白带等

【配方】蜂蜜10毫升，硼砂1克。

【用法】先将硼砂以水溶化，加入蜂蜜调匀。以棉球系线蘸药塞入阴道，每日更换1次。

【功效】消炎杀菌。

【主治】滴虫性阴道炎、黄白带过多、阴部瘙痒。

# 产后腹痛

产后腹痛指产后伤血，冲任空虚，胞脉失养，或因血少气虚，运行压力等，以致血流不畅，迟滞而痛。症见血虚者，小腹隐隐作痛，喜按恶露量少、色淡；血瘀者，小腹疼痛拒按，恶露量少，血暗有块；热结者，小腹灼痛，按之剧痛，恶露由多到少。

## 泽兰、粳米治疗产后腹痛

【配方】泽兰 30 克，粳米 50 克。

【用法】先煎泽兰，去渣取汁，入粳米煮粥，空腹食。

【功效】活血祛瘀，消痈利水。

【主治】产后瘀滞腹痛。

## 桂皮、红糖治疗产后腹痛

【配方】桂皮 6 ~ 9 克，红糖适量。

【用法】水煎服，每日 1 剂，分 2 次服。

【功效】温阳化瘀。

【主治】产后血瘀腹痛。

## 红花、白酒治疗产后腹痛

【配方】红花 30 克，白酒 2 000 毫升。

【用法】将药入酒内，煎至减半，顿服一半，未止再服。

【功效】活血止痛。

【主治】产后风邪入腹所致腹中刺痛。

## 鲤鱼鳞治疗产后腹痛

【配方】鲤鱼鳞 200 克。

【用法】将鲤鱼鳞洗净，加水适量，文火熬成胶冻状。每次 60 克，黄酒冲化，温服，每日 2 次。

【功效】活血化瘀。

【主治】产后瘀血腹痛。

## 当归、益母草等治疗产后腹痛

【配方】当归、益母草各 30 克，桃仁、甘草、川芎、牡丹皮各 10 克，炮姜 5 克，白蜜 50 毫升。

【用法】前 7 味药加水 500 毫升，煮取 300 毫升，去渣，加白蜜收膏，每服 30 毫升，每日 3 次。

【功效】温经散寒，养血化瘀。

【主治】产后血虚受寒所致的小腹冷痛拒按。

# 子宫颈炎

子宫颈炎是指女性子宫颈发生的炎症性病变，可分为急性子宫颈炎和慢性子宫颈炎两种。主要症状是白带分泌增多，异常阴道出血，外阴瘙痒，性交时疼痛，腰腹部酸痛等。

## 生黄芪、凤尾草等治疗慢性子宫颈炎

【配方】生黄芪、凤尾草、煅牡蛎、煅龙骨、红藤各 30 克，金樱子、制黄精、芡实、海螵蛸各 15 克，炮姜炭 3 克。

【用法】每日 1 剂，水煎，分早、晚服，7 剂为 1 个疗程。在冷冻术后第 1 日开始服药。

【功效】解毒，益气，收敛，固涩。

【主治】慢性子宫颈炎。

## 仙人掌、猪瘦肉等治疗子宫颈炎

【配方】仙人掌肉质茎块连同果实鲜品 80 克，猪瘦肉 70～90 克。

【用法】上两味加烹调佐料入钵中，隔水炖服。另以仙人掌鲜品全草每次 100 克，捣碎，加食盐少许煎液，先熏后洗。10 日为 1 个疗程。经期停用。

【功效】解毒消肿。

【主治】子宫颈炎。

## 猪胆、明矾治疗子宫颈炎

【配方】鲜猪胆 1 个，明矾 9 克。

【用法】将明矾放入猪胆内，阴干或烘干，研末，过极细罗，备用。一般轻者上药 5 次即愈，重者上药 10 次。

【功效】清热解毒，防腐。

【主治】慢性子宫颈炎。

## 鸡蛋、艾叶治疗子宫颈炎

【配方】鸡蛋 2 枚，艾叶 15 克。

【用法】艾叶煎汤，去渣，放入鸡蛋同煮。喝汤吃鸡蛋。

【功效】温经止血，散寒止痛。

【主治】子宫颈炎。

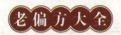

## 阴道炎

　　阴道炎是妇科临床常见病、多发病。常见类型有滴虫性阴道炎、真菌性阴道炎及细菌性阴道炎等。临床以白带的量、色、质的改变和阴痒为其特性。属中医"阴痒""带下"范畴。其发病多由肝肾阴虚、肝经湿热、湿虫滋生所致。中医治疗阴道炎，内服外治并重。

### 鸦胆子治疗滴虫性阴道炎

【配方】鸦胆子（去皮）20个。

【用法】将1杯半水煎鸦胆子至半杯，将药汁倒入消毒碗内。用无菌注射器将药注入阴道，每次注入20～40毫升。轻者1次，重者2～3次。

【功效】杀虫祛湿。

【主治】滴虫性阴道炎。

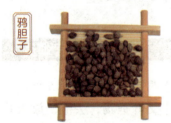

### 猪肝、马鞭草治疗阴痒

【配方】猪肝6克，马鞭草30克。

【用法】将猪肝及马鞭草切成小块拌匀，用盖碗盖好，放蒸锅内蒸30分钟即可食用。一次服。

【功效】清热，祛湿，解毒。

【主治】女性阴痒、白带过多及经闭、经少。

### 萝卜汁、醋治疗滴虫性阴道炎

【配方】萝卜汁、醋各适量。

【用法】用醋冲洗阴道，再用萝卜汁擦洗及填塞阴道。一般10次为1个疗程。

【功效】清热解毒，杀虫。

【主治】滴虫性阴道炎。

### 蛇床子、地肤子等治疗阴道炎

【配方】蛇床子、百部各15克，地肤子30克，白芷9克。

【用法】煎汤洗阴道，分2次洗。

【功效】祛风燥湿，止痒。

【主治】阴道炎。

# 盆腔炎

盆腔炎是指女性盆腔器官组织发生的炎症性病变，一般以子宫内膜炎和输卵管炎为多见，分为急性盆腔炎和慢性盆腔炎两种。临床以下腹部持续性疼痛和阴道分泌物增多为其主要症状。盆腔炎急性发作期常伴有发热、头痛、怕冷等症状，而慢性盆腔炎发病期间常伴有腰酸、经期腹痛、经量过多等症状，若不及时、彻底地治疗，可导致不孕等。

## 金银花、连翘等治疗急性盆腔炎

【配方】金银花、连翘、丹参各24克，蒲公英、土茯苓各15克，赤芍、黄芩、牡丹皮、车前子各10克，败酱草30克，当归12克，甘草3克。

【用法】水煎服，每日1剂。

【功效】清热解毒，化瘀利湿。

【主治】急性盆腔炎湿热瘀结型，症见发热，恶寒，小腹胀痛拒按，带下量多，色黄，质稠，呈脓样，有臭气，舌质红，苔稍黄或白腻，脉弦滑而数。

## 大青盐等治疗盆腔炎

【配方】炒大青盐500克或醋拌坎离砂500克。

【用法】布包敷于下腹部。

【功效】温通经络，散寒止痛。

【主治】盆腔炎。

## 皂角刺、生黄芪等治疗盆腔炎

【配方】皂角刺、生黄芪各20克，生蒲黄（包）12克，制大黄（后下）6克。

【用法】水煎服，每日1剂。

【功效】托毒排脓，益气生肌，活血化瘀。

【主治】盆腔炎及盆腔包块。

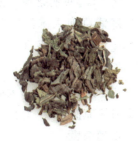

败酱草

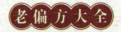 

# 宫颈糜烂

宫颈糜烂是一种常见的慢性子宫颈病变，多见于经产妇分娩、流产或手术后。

## 猪胆、干石榴皮治疗宫颈糜烂

【配方】猪胆5～10个（吹干后约30克），干石榴皮60克。

【用法】共研成末，用适量的花生油调成糊状，装瓶备用。用前先以温开水清洗患部，擦干宫颈分泌物，再将带线棉球蘸药塞入宫颈糜烂处。每日1次，连用多次。

【功效】解毒，杀虫，生肌。有较强的抗菌作用。

【主治】宫颈糜烂。

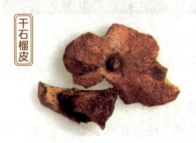

干石榴皮

## 狼毒、车前子等治疗宫颈糜烂

【配方】狼毒200克，茯苓、生甘草各50克，车前子100克。

【用法】上药煎取500毫升，经纱布滤液冲洗阴道。每日1次。

【功效】祛湿杀虫。

【主治】宫颈糜烂，阴道炎。

## 鸡蛋清治疗宫颈糜烂

【配方】鸡蛋1枚。

【用法】将鸡蛋用消毒水洗净，打破，取蛋清。阴道用高锰酸钾溶液（1：5 000）冲洗后，将带线棉球蘸鸡蛋清后塞入宫颈口，过5小时后取出，每日换1～2次。

【功效】清热解毒，消肿。

【主治】宫颈糜烂。

## 紫草、芝麻油治疗宫颈糜烂

【配方】紫草、芝麻油适量。

【用法】将紫草放入芝麻油中，浸渍7日。或将芝麻油煮沸，将紫草泡入沸油中，成玫瑰色即可。每日1次，涂于宫颈处，外用带线棉球塞于阴道内，第2天取出。

【功效】清热凉血。

【主治】宫颈糜烂。

# 妊娠呕吐

孕妇在妊娠6周左右常有择食、食欲不振、轻度恶心呕吐、头晕、倦怠等症状，称为早孕反应。恶心、呕吐多在清晨空腹时较重，对生活和工作影响不大，不需特殊治疗，多在妊娠12周前后自然消失。少数孕妇反应严重，持续恶心、呕吐频繁，不能进食，称为妊娠剧吐。严重的可引起失水和代谢障碍。

本病中医称为"妊娠恶阻""妊娠呕吐"，认为由冲气上逆、胃失和降所致，治疗则以平冲降逆、和胃止呕为原则。

## 芹菜根、鸡蛋等治疗妊娠呕吐

【配方】鲜芹菜根10克，甘草15克，鸡蛋1枚。

【用法】芹菜根、甘草先煎汤，水沸后打入鸡蛋冲服。

【功效】清热，降逆，止呕。

【主治】胃热妊娠呕吐。

甘草

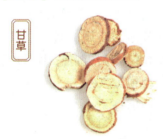

## 大枣、肉豆蔻等温胃止吐

【配方】大枣（去核）1枚，肉豆蔻1枚，生姜2片。

【用法】将肉豆蔻藏于大枣中，加生姜灰中煨熟，食枣。

【功效】温胃止吐。

【主治】妊娠呕吐清水痰涎者。

## 党参、白术等治疗妊娠呕吐

【配方】党参、茯苓、白术各12克，陈皮、木香各6克，制半夏9克，砂仁3克。

【用法】水煎服。

【功效】健脾和胃，降逆止呕。

【主治】妊娠恶心、呕吐、清水痰涎、体倦、便溏。

## 山药、白芍等治疗妊娠呕吐

【配方】山药、白芍、法半夏各12克。

【用法】水煎服。

【功效】健脾养胃，平肝降逆。

【主治】妊娠呕吐。

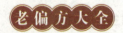

# 第四章

## 皮肤科

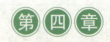

### 荨麻疹

荨麻疹是一种常见的过敏性皮肤病，初起皮肤瘙痒，抓后皮肤迅即发生大小不等之风团，剧烈瘙痒，此起彼伏，骤起骤消，甚至累及黏膜，出现腹痛、腹泻、喉头水肿等症状。

### 芝麻根治疗荨麻疹

【配方】芝麻根 1 把。

【用法】芝麻根洗净后加水煎。趁热烫洗。

【功效】清热，散风，止痒。

【主治】荨麻疹。

### 韭菜治疗荨麻疹

【配方】韭菜 1 把。

【用法】将韭菜放火上烤热。涂擦患部，每日数次。

【功效】清热，散风。

【主治】荨麻疹。

### 蝉蜕、僵蚕等治疗荨麻疹

【配方】蝉蜕、牡丹皮、僵蚕各 10 克，防风 9 克，炒黄芩、生地黄各 15 克。

【用法】大便秘结者加生大黄 5 ~ 9 克。每日 1 剂，煎 2 遍混匀，每日 2 ~ 3 次分服。

【功效】蝉蜕、防风、僵蚕祛风止痒；黄芩清肺热；牡丹皮、生地黄凉血。

【主治】荨麻疹。

蝉蜕

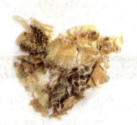

# 湿疹

　　湿疹是由多种复杂的内外因素引起的一种表皮及真皮浅层的皮肤炎症性反应。急性湿疹主要临床表现为红斑、丘疹、水疱、脓疱、奇痒等，并在皮肤上呈弥漫性分布。慢性湿疹由急性湿疹演变而来，反复发作，长期不愈。皮肤肥厚，表面粗糙，患部皮肤呈暗红色及色素沉着，呈苔藓样。男女老幼皆可发病，无明显的季节性。

## 紫甘蔗皮、香油治疗皮肤瘙痒湿烂

【配方】紫甘蔗皮、芝麻油各适量。

【用法】紫甘蔗皮烧存性，研末，香油调匀。涂患处。

【功效】清热解毒，止痒。

【主治】皮肤瘙痒湿烂。

## 核桃仁治疗皮炎、湿疹

【配方】核桃仁适量。

【用法】将核桃仁捣碎，炒至焦黑出油为度，研成糊状。敷患处，连用可痊愈。

【功效】滋阴润燥，解毒，祛湿。

【主治】皮炎、湿疹。

## 生何首乌、赤芍等治疗湿疹

【配方】生何首乌、土茯苓各15克，赤芍、白蒺藜、薏苡仁、晚蚕沙各12克，牡丹皮、苦参各10克，荆芥穗、蝉蜕各5克，藿香6克。

【用法】上药用水浸泡30分钟，再煎煮30分钟，每剂煎3次，每次约200毫升。每日早、午、晚各服1次，每次服200毫升。

【功效】祛风利湿，解表。

【主治】湿疹、荨麻疹、剥脱性皮炎等。

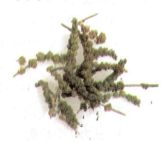

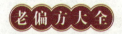

# 痤疮

痤疮是青春期常见的皮肤病，初起时皮疹为针头或芝麻大小，与肤色相近或红色，顶端日渐呈现黑头，可挤出黄白色粉渣（即粉刺），遗留凹陷瘢痕。本病多因饮食不节，过食辛辣油腻之品，郁湿生热，凝滞肌肤，或肺经风热熏蒸，蕴阻肌肤而成。

## 白果仁治疗痤疮

【配方】白果仁适量。

【用法】每晚睡前用温水将患部洗净（不能用肥皂或香皂），然后将白果仁切成片，反复擦患部，边擦边削去用过的部分。每次按病程和数目的多少用 1 ~ 2 粒即可。用药 7 ~ 10 次后，即可见效。

【功效】解毒排脓。

【主治】痤疮。

## 芝麻油、使君子治疗痤疮

【配方】芝麻油、使君子各适量。

【用法】使君子去壳，取出种仁放入铁锅内，文火炒至微香，晾凉，放入芝麻油内浸泡 1 ~ 2 日。每晚睡前吃使君子仁 3 个（成人量），10 日为 1 个疗程。

【功效】健脾胃，润燥，消积，杀虫。

【主治】痤疮、酒渣鼻。

【注意事项】使君子不宜用量过大，服用时不要饮茶，否则可引起反胃、恶心、眩晕等不良反应。

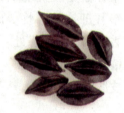

## 丝瓜藤治疗痤疮

【配方】丝瓜藤适量。

【用法】丝瓜藤生长旺盛时期，在离地 1 米处剪断主茎，把主茎断端插入瓶中（勿着瓶底），以胶布护住瓶口，放置一昼夜，藤茎中有清汁滴出，即可得丝瓜藤水，用其擦患处。

【功效】清热，润肤。

【主治】痤疮。

## 紫草、丹参治疗痤疮

【配方】紫草 10 克，丹参 15 克。

【用法】有脓疱者加野菊花 10 克、黄芪 15 克。每日 1 剂，开水泡 120 分钟后，早、中、晚分 3 次服之。

【功效】凉血活血，解毒。

【主治】痤疮或伴发丘疹、脓疱者。

## 皂角刺、米醋治疗痤疮

【配方】皂角刺 30 克，米醋 120 克。

【用法】用醋煎煮皂角刺，改用文火煎浓稠为度。取汁涂患处。

【功效】托毒排脓。

【主治】痤疮。

## 鱼腥草治疗痤疮

【配方】鱼腥草 20 克。

【用法】将鱼腥草和 1 碗水合煎为浓汤，每日分数次饮用。同时，将鱼腥草叶捣烂取青汁，涂抹在患部，每日 4 次，约 2 个月即可彻底治好。

【功效】清热解毒。

【主治】肺风、皮脂腺分泌过多引起的痤疮。

【注意事项】此法对痤疮范围扩大或有化脓现象者，最有功效。

## 苦参汤

【配方】苦参 120 克，大菖蒲 60 克，公猪胆 4 ~ 5 个。

【用法】水煎数滚，临洗和入公猪胆汁，淋洗患处。

【功效】清热解毒。

【主治】痤疮，痒疼难睡。

【禁忌】愈后避风，忌食发物。

## 盐水洗脸治疗痤疮

【配方】适量盐，一脸盆微热的水。

【用法】在脸盆里放稍热一点的水，放入一大匙盐使之溶化，然后用盐水洗脸，多次使用可祛除痤疮。

【功效】祛疮美容。

【主治】痤疮。

## 土茯苓、赤芍等治疗痤疮

【配方】土茯苓 30 克，生地榆、黄柏、地肤子、金银花、板蓝根各 15 克，赤芍、蒲公英、茜草各 10 克。

【用法】水煎服，每日 1 剂。

【功效】清热解毒，活血祛湿。

【主治】痤疮。

# 雀斑

斑有多种，中医认为是由风邪搏于皮肤，血气不和所致。《外科证治全书》中说："生面部，碎点无数，其色淡黄或淡黑，乃肾水不荣于上，浮火滞结而成。"

雀斑呈黄褐色或咖啡色，像麻雀卵壳上的斑点，青年男女脸上或脖子上、肩膀上、手背上最为常见。此症因遗传的关系，易出现的部位是眼眶、鼻梁及双颊。

## 苍耳子治疗雀斑

【配方】苍耳子适量。

【用法】将苍耳子洗净、焙干，研成末，装瓶备用。每次饭后服 3 克，米汤送下，每日 3 次。

【主治】风邪袭面，气血失和而致的雀斑。

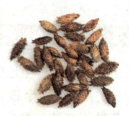

苍耳子

## 黑牵牛子、鸡蛋清治疗雀斑

【配方】黑牵牛子、鸡蛋清各适量。

【用法】将黑牵牛子研成末，和鸡蛋清调匀备用。睡前涂于患处及面部，晨起后洗净。

【功效】美容护肤。

【主治】雀斑。

## 茯苓、白芷等治疗雀斑、汗斑等

【配方】藿香、密陀僧、茯苓各30克，白芷15克，胡粉、花粉各3克。

【用法】上药共为末，每用少许，临睡时水调擦面上，第二日早洗去，数日姿容可爱。

【功效】解毒滋养，美白祛斑。

【主治】雀斑，汗斑等。

## 赤小豆治疗雀斑

【配方】赤小豆适量。

【用法】赤小豆在锅中炒，然后研为末，与糖混合，加入开水饮用。

【功效】祛斑美容。

【主治】雀斑。

# 斑秃

斑秃是指以头发突然或渐渐地成片脱落为特征的一种常见的皮肤病。现代医学认为本病与神经系统功能紊乱和免疫反应有关。过度的脑力劳动、长期精神忧虑、焦急、悲伤、惊恐，都属于神经功能紊乱范畴，也是诱发斑秃的常见病因，所以斑秃患者常有失眠、易激动等神经兴奋症状，或嗜睡、精神萎靡不振等神经抑制症状。

## 砂茴香治疗斑秃

【配方】砂茴香 120 克。

【用法】上药以酒浸，每日擦之。

【功效】促进血液循环。

【主治】斑秃。

## 雄黄、硫黄治疗斑秃

【配方】雄黄 30 克，硫黄 60 克。

【用法】将上药共研为细末，和匀，调猪油外敷患处，用力揉擦，使药透入，每日换药1 次。

【功效】解毒燥湿。

【主治】斑秃。

## 蜈蚣、茶油治疗斑秃

【配方】蜈蚣 3 条，茶油 90 克。

【用法】蜈蚣用茶油浸泡 4～5 日，油滤过备用。用此药擦患处，每日 3 次。

【功效】祛风消炎。

【主治】斑秃。

## 生姜片、人参治疗斑秃

【配方】生姜片、人参各 30 克。

【用法】先将生姜皮焙干后与人参共研为末，用鲜生姜切断蘸药末涂擦脱发区。

【功效】杀菌解毒，补益气血。

【主治】斑秃。

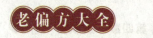

# 脱发

脱发的主要症状是头发油腻，如同擦油一样，亦有焦枯发蓬，缺乏光泽，有淡黄色鳞屑固着难脱，或灰白色鳞屑飞扬，自觉瘙痒。男性脱发主要是前额头与头顶部，前额的发际与鬓角往上移，前头与顶部的头发稀疏、变黄、变软，致使额顶部一片光秃或有些茸毛；女性脱发在头顶部，头发变成稀疏，但不会出现发际线后移。

## 野蔷薇嫩枝、骨碎补治疗脱发

【配方】野蔷薇嫩枝 100 克，骨碎补 50 克。

【用法】将药水煎百沸，取汁刷头。

【功效】改善头皮的血液循环。

【主治】脱发。

## 榧子、核桃等治疗脱发

【配方】榧子 3 枚，核桃 2 个，侧柏叶 30 克。

【用法】将上药共捣浸雪水梳头。

【功效】补肾固精，生发乌发。

【主治】肾虚型脱发。

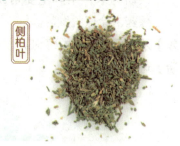
侧柏叶

## 枸杞子、大米治疗脱发

【配方】枸杞子 15 克，大米 50 克。

【用法】将枸杞子、大米洗净，放入砂锅中煮成粥，食用。

【功效】补充微量元素，促进毛囊生长。

【主治】脱发。

## 猪胆治疗脱发

【配方】猪胆 1 个。

【用法】将猪胆汁倒入半面盆温水中，搅拌后洗头或洗患处，把油脂状鳞屑清除干净，再用清水冲洗，每日 1 次。

【功效】抑菌消炎。

【主治】脱发。

# 白发

　　此处白发不包括老年性自然衰老后所致的白发，而指因遗传因素或某些疾病所致的先天性及早年性白发病。现代医学认为，白发病主要是毛发黑色素形成减少，由黑素细胞形成黑色素的功能减弱，酪氨酸酶的活性减低所致。凡情绪过度紧张、用脑过度、忧虑、惊恐、神经外伤等都可能造成白发。此外，患慢性消耗性疾病时也可能出现白发。

## 地骨皮、生地黄等治疗白发

【配方】地骨皮、生地黄、菟丝子、牛膝、远志、石菖蒲各适量。

【用法】炼蜜为丸或水煎服。

【功效】凉血养血。

【主治】白发。

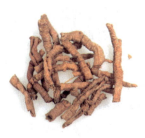

远志

## 生地黄、熟地黄治疗白发

【配方】生地黄、熟地黄各 2 500 克。

【用法】上药研为细末，以蜜为丸，如绿豆大。每服 10 克，每日 3 次，白酒送下。

【功效】养血生发。

【主治】各个年龄段及不同性别的白发。

## 女贞子、巨胜子治疗白发

【配方】女贞子 500 克，巨胜子 250 克。

【用法】水煎，每次服 20 毫升，每日 2 ~ 3 次，温开水送下。

【功效】补益精血。

【主治】阴虚血燥所致的白发。

## 生地黄、制何首乌治疗白发

【配方】生地黄、制何首乌各 5 克。

【用法】将药以开水冲泡，每日代茶饮，连服数月。

【功效】补益精血。

【主治】白发。

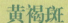

# 黄褐斑

　　黄褐斑是一种面部色素增生性皮肤病，它多分布在鼻及鼻翼两侧，形似蝴蝶，故俗称"蝴蝶斑"。此斑表面光滑无皮屑，既不痒，也不痛，长期存在，多年不褪，但日晒后加重。中医认为，本病的发生与肝、脾、肾功能失调有关，或因肝病而引起者，又有"肝斑"之称。或因脾虚不能化生精微，气血再亏，肌肤失去营养，以致湿热熏蒸而患此病；或因肾阴虚，水亏不能制火，血弱不能华色，虚热内蕴，郁结不散，阻于皮肤所致。

## 党参、怀山药等治疗黄褐斑

【配方】党参、扁豆、茯苓各12克，黄芪、怀山药各15克，白术、黄柏、黄芩、泽泻各10克，六一散6克。

【用法】水煎服，每日1剂，早、晚服。

【功效】健脾利湿，清热。

【主治】脾虚湿热导致的黄褐斑。

## 生地黄、知母等治疗黄褐斑

【配方】生地黄、熟地黄各15克，天花粉、玄参、知母、黄柏、茯苓、栀子、柴胡、炙龟板、牡丹皮各10克。

【用法】水煎服，每日1剂，分2次服。

【主治】肾虚湿热导致的黄褐斑。

## 菟丝子、女贞子等治疗黄褐斑

【配方】菟丝子、生地黄、熟地黄各15克，女贞子、何首乌各12克，墨旱莲、白芍、当归各10克，阿胶、枸杞子各9克。

【用法】水煎取浓汁，口服，每日1剂。

【功效】益肾养血。

【主治】黄褐斑。

## 薏苡仁治疗黄褐斑

【配方】薏苡仁50克。

【用法】水煎服，每日1剂。

【功效】健脾利湿。

【主治】黄褐斑。

# 带状疱疹

带状疱疹是由水痘—带状疱疹病毒引起的一种急性疱疹性皮肤病。其临床特点为数个簇集水疱群，排列成带状，单侧分布，伴有明显的神经痛。可发生于身体任何部位。

## 青蒿治疗带状疱疹

【配方】青蒿 250 克（1 次量）。

【用法】将青蒿煎汤洗患处，每日洗 3 次。

【功效】清热凉血。

【主治】带状疱疹。

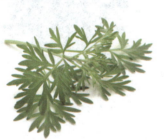

## 菊花叶治疗带状疱疹

【配方】菊花叶适量。

【用法】将菊花叶洗净，捣汁，调白酒涂抹患处。

【功效】清热解毒。

【主治】带状疱疹。

## 冰硼散、凡士林治疗带状疱疹

【配方】冰硼散、凡士林各适量。

【用法】将冰硼散、凡士林调成糊状，敷于患处。每日 1 次。

【功效】清热解毒，消肿止痛。

【主治】带状疱疹。

## 仙人掌、粳米粉等治疗带状疱疹

【配方】新鲜仙人掌、粳米粉、米泔水各适量。

【用法】仙人掌去针及绒毛，切片，捣烂，再加入粳米粉和米泔水适量。捣和均匀使成黏胶状以备用。用时将已制好的胶状物敷于患处，外盖油纸，用绷带包扎固定，每隔 3～4 小时换药 1 次。

【功效】清热解毒。

【主治】带状疱疹。

## 蜈蚣粉治疗带状疱疹

【配方】蜈蚣适量。

【用法】将蜈蚣置于瓦片上，以文火焙干，研为细末，加少许芝麻油调成糊状，备用。

用时涂擦患处，每日 3 ～ 5 次。

【功效】解毒，镇痛。

【主治】带状疱疹。

## 老茶树叶治疗带状疱疹

【配方】老茶树叶适量。

【用法】将老茶树叶晒干，研末，以浓茶汁调和。涂患处，每日 2 ～ 3 次。

【功效】清热，利尿。

【主治】带状疱疹。

## 金银花、白鲜皮等治疗带状疱疹

【配方】金银花、野菊花、蛇床子、凤仙花各 10 克，白鲜皮 12 克，水杨酸 5 克，石炭酸 2 克，75% 乙醇 1 000 毫升。

【用法】将前 5 味药加乙醇浸泡 5 ～ 7 日，滤取上清液，加入水杨酸和石炭酸，搅匀，封瓶备用。以医用棉签蘸药液涂擦患部，每日 3 ～ 5 次，至愈为止。

【功效】清热解毒，消炎止痒。

【主治】带状疱疹。

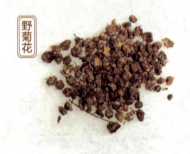

野菊花

# 冻疮

冻疮是人体遭受低温侵袭所引起的局部或全身性的损伤，多发于儿童、女性及久坐少动者，以四肢远端及暴露处为好发部位。

## 荆芥、紫苏叶等治疗冻疮

【配方】荆芥、紫苏叶、桂枝各15克。

【用法】将上药加清水2 000～3 000毫升，煮沸后温洗患处，每日1～2次。

【功效】温通经络，解表散寒。

【主治】冻疮。

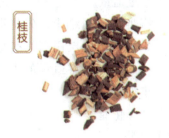

## 茄子秧、辣椒治疗冻疮

【配方】茄子秧1 000克，辣椒500克。

【用法】将上药放铁锅内加水熬5小时，取3次滤液合并浓缩成膏。涂患处，或将膏溶于水中熏洗，每日1次。

【功效】清热消肿，散寒燥湿。

【主治】冻疮。

## 马勃外敷治疗冻疮

【配方】马勃1块。

【用法】马勃研末，将疮面先涂以一层土霉素软膏，再敷上适量马勃粉，包扎3～4日。

【功效】解毒、止血、收敛。

【主治】冻疮溃烂者。

## 活蟹、蜂蜜治疗冻疮溃烂

【配方】活蟹1只，蜂蜜适量。

【用法】活蟹烧炭存性，研成细末，以蜂蜜调匀。涂于患处，每日更换2次。

【功效】清热解毒，疗疮排脓。

【主治】冻疮溃烂不敛。

## 茄梗、蒜梗治疗冻疮

【配方】茄梗、蒜梗各适量。

【用法】将上药切碎，煎水。洗烫，每晚1次。

【功效】清热，消肿。

【主治】冻疮红肿、发痒。

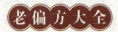

# 鸡眼

　　鸡眼产生的部位，多在脚底压力点部位，初生时往往被误认为是鞋底摩擦所长的老皮，稍久，会有不平之感，且渐粗硬，行走时若垫脚很不方便，甚至疼痛不已。其形状透明浑圆，中有绿豆般大小的颗粒，左右脚常对称而生，故称"鸡眼"。

　　此症发生的原因，可能是终日甚少走动，或因鞋袜过紧而影响脚底肌肉活动，导致血液循环不畅。如发现有脚心老皮渐硬，而有结块的迹象时，应每晚以热水泡脚，并于泡后用毛巾不断摩擦。注意穿宽松鞋袜，可达到预防的效果。

## 葱白液治疗鸡眼

【配方】葱白液（即葱叶内带黏性的汁液）。

【用法】取鲜大葱，将葱叶头割断，用手挤出液。缓慢涂擦数次可愈。

【功效】杀菌消炎。

【主治】鸡眼。

## 半夏治疗鸡眼

【配方】半夏适量。

【用法】将半夏研为细末，先将鸡眼表面角化层用刀切破呈一小凹状，将适量的半夏末填敷后固定。

【功效】消炎止痛。

【主治】鸡眼。

# 痱子

痱子又称红色粟粒疹，在炎热的夏天最易发生。这是因为天热时汗液会分泌过多而停积于皮肤表面，汗液含有盐分，刺激皮肤，故产生痱子。尤其是幼儿的新陈代谢比成年人快，皮肤敏感，特别容易出汗，如果汗液排泄受阻，或因日光照射，皮肤发红，就会产生小水疱，十分痛痒。

发生的部位以头面、胸、腹、肩颈、肘窝和股等部位较多。发生密集而微露于皮肤表面的尖状红色小丘疹，能迅速化为小水疱，经几天后就干燥了，气温降低就会自行消退。

## 枇杷叶治疗痱子

【配方】枇杷叶 60 克。

【用法】将枇杷叶洗净，加水煎汤，然后加水适量洗澡。

【功效】清凉止痒。

【主治】痱子。

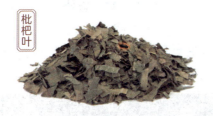

枇杷叶

## 丝瓜叶汁凉血解毒

【配方】鲜嫩的丝瓜叶适量。

【用法】将丝瓜叶洗净，切碎，捣如泥状，用干净纱布绞挤汁液。以汁液涂擦患处，每日 1 ~ 2 次。

【功效】凉血解毒。

【主治】痱子、疖肿、癣等。

## 黄瓜治疗小儿痱子

【配方】黄瓜 1 条。

【用法】黄瓜洗净，切片。涂擦患处，每日洗澡后及临睡前各1次。

【功效】清热解毒。

【主治】痱子。

## 花椒治疗痱子

【配方】花椒 30 克。

【用法】花椒加水 3 000 毫升，煎煮，待温后洗患处。

【功效】杀虫止痒。

【主治】痱子。

# 癣

癣主要包括头癣、手癣和足癣等。

头癣是发生于头部毛发及皮肤的真菌病。主要表现为头发无光泽，脆而易断，头皮有时发红、脱屑或结痂。

手癣是由于真菌侵犯手部表皮所引起的浅部真菌性皮肤病，多由足部传染而来，亦可直接发病。

足癣俗称脚湿气或香港脚，是由丝状真菌侵入足部表皮所引起的真菌性皮肤病。

## 丝瓜叶、苍耳叶等治疗足癣

【配方】丝瓜叶20克，苍耳叶15克，土茯苓30克。

【用法】水煎服，每日1～2次。

【功效】解毒利湿止痒。

【主治】足癣。

## 冬瓜皮治疗足癣

【配方】冬瓜皮（干者为佳）50克。

【用法】熬汤，趁热先熏后洗，每日1次。

【功效】清热解毒。

【主治】足癣顽固不愈。

## 黄豆治疗足癣

【配方】黄豆150克。

【用法】将黄豆砸成碎粒，加水煎煮。

常用此法洗脚，效果良好。

【功效】除水湿，祛风热。

【主治】足癣。

## 花椒治疗头癣

【配方】花椒适量。

【用法】用花生油煎花椒，去渣，候冷，敷于患处。

【功效】杀虫，治癣。

【主治】头癣。

## 公丁香、地肤子治疗手癣

【配方】公丁香20克，地肤子20克。

【用法】加水3 000毫升，煮沸20～30分钟，待温后浸泡患处，每次20～30分钟，每日1～2次。

【功效】除湿止痒。

【主治】手癣。

# 白癜风

白癜风又称白驳风、白癜、斑白，是一种后天性的局限性皮肤色素脱失性皮肤疾病。常因皮肤色素消失而发生大小不等的白色斑片，好发于颜面和四肢，常无自觉症状。白斑部分皮肤正常，只有对称性的大小不等的色素脱失症状。病因不明，可能是一种酪氨酸酶或其他酶受到干扰，并且与遗传因素和神经因素有一定的关系。白癜风周边常可见黑色素增多现象，皮损大小、形状因人而异，可发生于人体表皮任何部位。

## 苦参、盐治疗白癜风

【配方】苦参 0.3 克、盐 0.3 克，酒 1 升。

【用法】上药捣烂为末，先以酒 1 升煎至 108 毫升，入苦参、盐，搅匀，慢火再煎成膏，用前以生布揩患处，令赤，涂之。

【功效】清热燥湿，杀虫。

【主治】白癜风，筋骨痛。

## 野茴香、干姜等治疗白癜风

【配方】野茴香 222 克，除虫菊根、干姜、白鲜皮各 44 克，蜂蜜 1 100 克。

【用法】将蜂蜜倒入容器内，置沸水中溶化水浴，搅拌除沫。将上药共研末过筛，然后

徐徐倒入蜂蜜内，充分搅拌成糊状，放置成膏。每日 3 次，每次服 15 克。10 日后，每次增加 5 克，一直加至 30 克，每日量为 90 克，直至痊愈。

【功效】调节气血，抗炎。

【主治】白癜风。

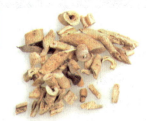

## 当归、柏子仁治疗白癜风

【配方】当归、柏子仁（去壳）各 250 克。

【用法】将两味药分别烘干研细粉，

炼蜜为 120 丸。每次 1 丸，每日 3 次。

【功效】活血养血。

【主治】白癜风。

## 红花、当归治疗白癜风

【配方】红花 10 克，当归 10 克。

【用法】水煎，分 2 次服，每日 1 剂。

【功效】活血祛瘀。

【主治】白癜风。

## 何首乌、枸杞子治疗白癜风

【配方】何首乌 15 克，枸杞子 15 克。

【用法】水煎服，每日 2 次。

【功效】滋阴，补肝益肾。

【主治】白癜风。

## 枯矾、防风治疗白癜风

【配方】枯矾、防风各等份。

【用法】共为细末，以鲜黄瓜切片蘸药擦患处，每日 2 次。

【功效】收敛，燥湿解毒。

【主治】白癜风。

## 芝麻油、白酒治疗白癜风

【配方】芝麻油、白酒各适量。

【用法】每次用白酒 10 ~ 15 毫升，送服芝麻油 10 ~ 15 毫升，每日 3 次。连服 2 个月以上。

【功效】润燥，祛癜。

【主治】白癜风。

## 大黄、甘油等治疗白癜风

【配方】生大黄 50 克，甘油、95% 乙醇各适量。

【用法】将生大黄研末，过 120 目筛后加甘油 20 克，95% 乙醇适量，调匀成糊状，瓶装密封备用。用时先将患处用温开水洗净，晾干后用药膏涂擦，每日早、晚各 1 次。

【功效】破积行瘀。

【主治】白癜风。

## 无花果叶、烧酒治疗白癜风

【配方】无花果叶、烧酒各适量。

【用法】将无花果叶洗净，切细，用烧酒浸 5 日。以此酒涂擦患处，每日 3 次。涂擦此药后晒太阳 30 分钟。

【主治】白癜风。

# 第五章

## 五官科

### 结膜炎

结膜炎多具有传染性,一般无剧烈疼痛,仅有异物感、烧灼感、刺痛感,还有不同程度的畏光流泪。中医称为"暴风客热""天行赤眼"等,多因风热毒邪侵犯白睛所致。治疗以疏解外邪、清热解毒为主。

### 当归尾、赤芍等治疗过敏性结膜炎

【配方】当归尾、生地黄、菊花各12克,夏枯草15克,大黄2克,赤芍、薄荷、荆芥、防风各9克,甘草3克。

【用法】水煎服,每日3次。

【功效】清热明目,祛风止痒。

【主治】过敏性结膜炎。

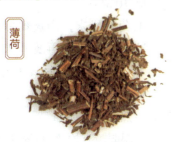
薄荷

### 鲜蒲公英治疗流行性角膜结膜炎

【配方】鲜蒲公英500克。

【用法】水煎取水500毫升,250毫升作为内服,余下用于局部热敷。

【功效】清热、祛风、解毒。

【主治】流行性角膜结膜炎。

### 生大黄治疗结膜炎

【配方】生大黄3片。

【用法】将生大黄泡软后,取1片贴于患处,贴后自觉患处发凉,至凉感消失后去掉,再换1片贴上,每日数次。

【功效】凉血泻火。

【主治】急性结膜炎目赤红肿者。

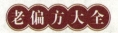
# 沙眼

沙眼是由沙眼衣原体感染引起的一种慢性传染性结膜炎。因病变在眼皮内的结膜上形成像沙粒一样的粗糙面，故而得名。轻者可无任何症状，较重者有异物感，怕光、流泪及有少量分泌物。以结膜乳头肥大、滤泡形成和角膜血管翳为本病特征。中医认为本病多因外感风热毒邪，内兼脾胃积热，内热与毒邪交争，壅滞经络，气血失和所致。

## 车前子、黄连治疗沙眼干涩隐痛

【配方】车前子30克，黄连30克。

【用法】上药共研细末，每次服4克，每日3次。

【功效】清热利湿。

【主治】沙眼干涩隐痛。

## 胆矾、瓦松等治疗沙眼涩痛

【配方】胆矾6克，瓦松30克，鸡苦胆1个。

【用法】以清水浸泡上药24小时后洗眼。

【功效】清热祛湿解毒。

【主治】沙眼涩痛，分泌物多。

## 谷精草、决明子等治疗沙眼

【配方】谷精草、决明子各10克，冬桑叶、菊花各6克。

【用法】水煎服，每日1剂。

【功效】清热明目。

【主治】沙眼睑结膜充血者。

## 炉甘石、朱砂等治疗双目涩痛

【配方】炉甘石30克，朱砂3克，冰片15克，琥珀5克，硼砂10克。

【用法】上药共研末，用玻璃棒蘸凉开水少许，再蘸药末如米粒大，点眼，每日3次，10日为1个疗程。

【功效】清热解毒，明目。

【主治】沙眼眼睛有灼热感、涩痛者。

# 慢性鼻炎

慢性鼻炎是一种常见的发生在鼻腔黏膜下层的慢性炎症，表现为流脓涕、鼻塞、嗅觉障碍及头昏头胀等。分为单纯性慢性鼻炎和肥厚性慢性鼻炎两种，属中医"鼻窒"的范畴。

## 香附、荜茇等治疗鼻炎

【配方】香附、荜茇各等份，大蒜适量。

【用法】将以上药捣成饼状，贴于囟门。并用艾条隔药悬灸。

【功效】散寒、理气、拔毒。

【主治】老年人鼻流清涕。

## 辛夷、苍耳子治疗慢性鼻炎

【配方】辛夷、苍耳子各9克。

【用法】水煎成汁，加入葱汁少许，滴鼻，每日3次。

【功效】通窍散寒。

【主治】慢性鼻炎。

辛夷

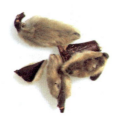

## 生姜、葱白等治疗慢性鼻炎

【配方】紫苏叶、葱白、生姜各10克。

【用法】水煎服，每日3次。

【功效】祛风、散寒、通窍。

【主治】慢性鼻炎。

## 鱼腥草、麻黄等治疗慢性鼻炎

【配方】鱼腥草30克，麻黄3克，杏仁12克。

【用法】水煎服，每日3克。

【功效】宣肺清热解毒。

【主治】慢性鼻炎。

## 葱须、蔓荆子等治疗慢性鼻炎

【配方】葱须20克，蔓荆子15克，薄荷6克。

【用法】水煎服，每日3次。

【功效】疏风清热，通窍。

【主治】慢性鼻炎。

蔓荆子

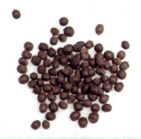

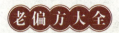 

# 耳聋耳鸣

　　耳聋是指患者有不同程度的听力减退，甚至失听；耳鸣是指患者自觉耳内有声响。二者是多种耳科病的症状，也可以单独发生。中医认为本病是由肝火亢盛，痰火阻滞，上壅于耳，或肾精亏虚，脾胃虚弱，不能上充于清窍，耳部经脉空虚所致。

## 泽泻、天麻等治疗耳聋耳鸣

【配方】泽泻 30 克，天麻 10 克，
　　　　陈皮 12 克，半夏 9 克。

【用法】水煎服，每日 2 次。

【功效】清肝，理气，化痰。

【主治】痰火郁结，耳内堵塞，头昏、
　　　　胸闷、咳嗽、痰多之耳聋
　　　　耳鸣。

 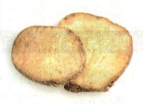

## 夏枯草、香附等治疗耳鸣耳塞

【配方】夏枯草、火炭母各 30 克，
　　　　香附 20 克，石菖蒲 15 克。

【用法】水煎服，每日 2 次。

【功效】清肝，理气，化痰。

【主治】耳鸣如闻机器声，耳内有
　　　　堵塞感，且伴有头昏沉重。

# 慢性咽炎

慢性咽炎是咽黏膜的慢性炎症，可呈弥漫性发生，或限于鼻咽、口咽或喉咽等处。主要表现为咽部不适、发干、异物感觉。中医认为本病由肾水不足、虚火上炎熏蒸咽部所致，或因外感风热、过食辛辣刺激之物而诱发。

## 芹菜、蜂蜜治疗咽干口燥

【配方】芹菜1 500克，蜂蜜250克。

【用法】将芹菜捣烂取汁，与蜂蜜调和，煎熬成膏，每服5毫升，每日数次。

【功效】清热、利咽、生津。

【主治】慢性咽炎、咽干口燥。

## 鲜芝麻叶养阴生津治疗咽炎

【配方】鲜芝麻叶6克。

【用法】取鲜芝麻叶用凉开水洗净，放入口中嚼烂，慢慢吞咽，每日3次。轻者2～3日可愈，重者5～6日可愈。

【功效】清热、养阴、生津。

【主治】慢性咽炎，咽干燥、咽痒。

## 酢浆草清热利咽

【配方】新鲜酢浆草30克（干品9克）。

【用法】水煎服，每日1剂，少量多次，频频饮用。

【功效】清热解毒、利咽。

【主治】慢性咽炎。

## 青果、麦冬等治疗慢性咽炎

【配方】青果、麦冬各10克，胖大海12克。

【用法】水煎服，以水代茶饮。

【功效】清热利咽、养阴生津。

【主治】慢性咽炎、口干咽燥。

# 牙周病

牙周病表现为牙周组织呈慢性破坏，自觉症状不明显，多为一般人所忽视，一旦发生牙齿出血、溢脓、牙齿松动、移位或出现牙周脓肿，或者症状加剧的症状才去就医。若牙周病未经有效治疗，多数牙甚至全口牙同时受累。未成年很少发生，而在青壮年后发病迅速。随着年龄的增长，患病的人数增加，而且病情加重。因此牙周病的早防早治很重要。牙龈出血、口臭是早期症状，一旦发现应及早治疗。

## 骨碎补、核桃等治疗牙齿动摇

【配方】骨碎补30克，桑椹、食盐（炒）各15克，核桃24克去皮，煨去油。

【用法】共研细末。擦敷牙龈，每日早、晚各1次。

【功效】益肾固齿，凉血泻火。

【主治】牙齿动摇、牙龈红肿疼痛。

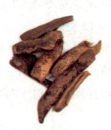

## 明矾、玄明粉等治疗牙周病

【配方】明矾、玄明粉、食盐各15克。

【用法】加蒸馏水100毫升溶解过滤，刷牙用。

【功效】清火消炎。

【主治】牙周病。

## 芥菜秆治疗牙龈肿烂

【配方】芥菜秆适量。

【用法】芥菜秆烧存性，研为细末，涂抹患处。

【功效】清热消肿，止痛。

【主治】牙龈发炎、红肿疼痛。

## 海螵蛸、地榆炭等治疗牙周病

【配方】海螵蛸（研粉）50克，地榆炭、槐花炭、儿茶各5克，薄荷脑0.6克。

【用法】上药兑匀，装瓷瓶备用，每次用时取少许刷牙，每日3次。

【功效】凉血消肿。

【主治】牙周病。

# 牙痛

牙痛是口腔科疾病中常见的症状之一。引起牙痛的原因很多，牙龈或牙周疾病都可发生牙痛，如深龋、牙髓炎、牙周炎、牙齿敏感症及原发性三叉神经痛、上颌窦炎等都可引起牙痛。中医认为本病是由于风热邪毒侵犯或胃火上蒸，伤及牙体、牙龈、损及脉络而为病；或肾阴亏损，虚火上炎，致病烧灼牙龈或牙髓空虚，牙失荣养可导致牙龈浮动。

## 咸鸭蛋、蚝豉等治疗牙痛

【配方】咸鸭蛋 2 枚，蚝豉 100 克，米 150 克。

【用法】用水煮粥吃。

【主治】牙痛。

## 路边荆、鸡蛋治疗牙痛

【配方】路边荆 100 克，鸡蛋 1 枚。

【用法】加水煮至蛋熟，吃蛋喝汤。

【功效】疏风清热、止痛。

【主治】牙痛。

## 韭菜根、花椒等治疗龋齿痛

【配方】韭菜根 10 根，花椒 20 粒，芝麻油少许。

【用法】洗净，上药共捣如泥状，敷于患牙侧的面颊上。

【功效】止痛。

## 滑石粉、甘草等治疗牙周炎

【配方】滑石粉 18 克，甘草 3 克，朱砂末 0.9 克，雄黄末、冰片末各 1.5 克，研匀，装瓶备用。

【用法】用法 1：用牙刷蘸药刷患处。用法 2：平时刷牙后再用牙刷蘸药刷患处。用法 3：取药末 24.9 克、生蜜 60 克，调匀涂患处，早、晚各 1 次。

【功效】清热解毒，消肿止痛，化腐生肌，收敛止血。

【主治】牙周炎。

# 口疮

口疮的病因尚不清楚，可能与自身机体的免疫功能有关。临床表现主要为口腔黏膜出现溃疡，可单发或多发。

## 五倍子、青黛等治疗口腔炎

【配方】五倍子5克，青黛、冰片各7.5克，硼砂10克，人中白12.5克。

【用法】上药共研末，贮存备用。患部外敷，每日2～3次。

【功效】清热解毒，消肿止痛。

【主治】口腔炎、齿龈炎。

## 明矾、苦瓜叶等治疗鹅口疮

【配方】明矾20克，大枣、苦瓜叶、青黛各10克，冰片3克。

【用法】大枣去核，将明矾打碎放入大枣中，置瓦上煅至明矾枯白、大枣焦黑为度。冷后再加苦瓜叶研末，然后加青黛、冰片研至无声为度，贮瓶备用。用时先用冷盐水含漱后，取此基粉撒敷患处，每日1～2次。

【功效】消炎、敛疮、止痛。

【主治】鹅口疮。

## 茵陈漱口治疗口腔溃疡

【配方】茵陈30克。

【用法】用水洗净切碎，放入瓷具内，加水300毫升，浸泡24小时后，每日取水漱口数次。

【功效】清热燥湿，泻火解毒。

【主治】口腔溃疡严重、较痛，且伴有心中烦热。

## 吴茱萸治疗复发性口腔溃疡

【配方】吴茱萸30克。

【用法】上药研为细末，用蜂蜜调成糊状，每晚睡前外敷双足底涌泉穴。

【功效】温补脾胃。

【主治】复发性口腔溃疡。

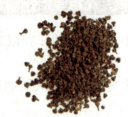

# 老年性白内障

晶状体发生部分或全部混浊，出现视力障碍称为白内障。中医称本病为"圆翳内障""如银内障"。多因肝肾两亏、脾胃虚弱，精气不能上荣或因肝胆风热上壅所致。临床上分为老年性、先天性、外伤性、并发性和代谢性等类型，其中以老年性白内障最为常见。

## 黄精、珍珠母等治疗老年性白内障

【配方】黄精 15 克，珍珠母 18 克，菊花 3 克，枸杞子、陈皮各 9 克，红糖适量。

【用法】水煎服，每日 2 次。

【功效】补益肝肾，明目。

【主治】老年性白内障。

## 石决明、山药等治疗老年性白内障

【配方】石决明 100 克，山药、茺蔚子、人参、车前子、柏子仁各 50 克。

【用法】上药共研为细末，炼蜜为丸，重 15 克，每次服 1 丸，每日 2 次。

【功效】清热平肝。

【主治】白内障口苦、咽干、尿黄。

## 生地黄、茯苓等治疗老年性白内障

【配方】生地黄、熟地黄、茯苓、山药各 12 克，泽泻 6 克，石决明 24 克，珍珠母 20 克，山茱萸、枸杞子各 10 克。

【用法】水煎服，每日 2 次。

【功效】补益肝肾。

【主治】老年性白内障。

生地黄

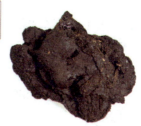

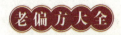 

# 急性咽炎

急性咽炎是由病毒或细菌感染引起的咽部黏膜急性炎症。常伴有呼吸道的急性感染，临床以咽部弥漫性充血肿胀，咽后壁淋巴滤泡肿胀，颌下颈淋巴结肿大和压痛、发热、周身不适、咽部剧痛、红肿有异物感为主要症状。中医认为本病多因风热外犯、肺胃之热上攻所致。治疗以疏风清热、解毒利咽为主。

## 蝉蜕、胖大海等治疗咽干灼热

【配方】蝉蜕 9 克，胖大海 15 克。薄荷 6 克，麦冬 12 克。

【用法】水煎服，每日 3 次。

【功效】清热、生津、利咽。

【主治】急性咽炎，咽部干燥灼热，伴有发热、咳嗽等症状。

## 鹅蛋、全蝎等治疗咽炎

【配方】鹅蛋 1 枚，全蝎 1 只，蜈蚣 1 条。

【用法】将全蝎、蜈蚣共研为细末，装入鹅蛋内烧熟吃，每日 1 次。

【功效】清热解毒，消肿止痛。

【主治】急性咽炎、咽部红肿疼痛较重者。

## 泽漆、大枣治疗咽炎

【配方】泽漆 120 克，大枣 10 枚。

【用法】水煎服，每日 2 次。

【功效】清热利咽。

【主治】急性咽炎伴有咳嗽症状。

## 黄芩、白糖治疗咽部红肿

【配方】黄芩 30 克，白糖 3 克。

【用法】将黄芩研为细末，以白糖水冲服，每日 2 次。

【功效】清热利咽。

【主治】急性咽炎，咽部红肿较甚者。

## 万年青、食盐治疗咽炎疼痛

【配方】万年青 15 克，食盐 3 克。

【用法】上药共捣烂，加水少许，取汁内服。

【功效】清热解毒。

【主治】急性咽炎，咽部疼痛明显者。

# 中耳炎

中耳炎是耳科的常见病，俗称"烂耳朵"，中医称其为"耳疳""耳湿"等。临床以耳膜穿孔、耳内流脓为主要症状。

化脓性中耳炎，古称"脓耳"。临床表现为耳内反复流脓。本病病程缠绵且常反复发作。尤以儿童为多见。多因泪水、奶水、呕吐物、洗澡水，或游泳时水殃及中耳，以及上呼吸道感染时酸性分泌物沿耳咽管进入中耳道等因素，以致耳鼓室发炎所致。

中耳炎有急、慢性之分。急性中耳炎侧耳内呈搏动性跳痛，体温升高，听力减退，一旦鼓膜穿破，使脓液从外耳道流出，则疼痛减轻；慢性中耳炎则多由急性中耳炎失治，迁延而来，患耳反复流脓，听力减退，每遇外感则耳痛加剧,且或伴有全身性症状。

## 大黄、冰片等治疗急性化脓性中耳炎

【配方】轻粉6克，大黄6克，冰片1克，香油60克。

【用法】将大黄用香油炸黄，去大黄，下轻粉、冰片即成。用此油滴耳，每日3次，3～5日可见效。

【功效】芳香开窍，清热泻火解毒。

【主治】急性化脓性中耳炎。

## 硼砂、川黄连等治疗化脓性中耳炎

【配方】硼砂、川黄连、冰片各1克。

【用法】共研细末，开水调和滴耳。

【功效】清热解毒，消肿止痛。

【主治】化脓性中耳炎。

## 生地黄、冰片等凉血止痛

【配方】鲜生地黄30克，冰片1克。

【用法】生地黄捣烂取汁，加入冰片滴耳。每日3次。

【功效】清热凉血，消肿止痛。

【主治】慢性中耳炎。

## 枯矾、冰片治疗中耳炎

【配方】枯矾5克，冰片3克。

【用法】共研为极细末，装瓶备用。先以过氧化氢溶液（双氧水）冲洗外耳，用棉签吸干，再取本药少许，吹入耳内，每日1次，连用3次即愈。

【主治】急慢性中耳炎，听力减退，有脓液外溢者。

## 黄连、冰片治疗化脓性中耳炎

【配方】黄连10克，冰片1克。

【用法】将黄连研细末，加入冰片再研匀，贮瓶备用。用前取药棉擦净耳内脓液，再滴入少许双氧水，擦干，将药末吹入耳内，每日2～3次，3～5日见效。

【主治】耳内流出脓液，听力减退。

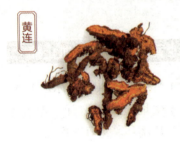

黄连

## 蛾蚕茧、冰片治疗慢性化脓性中耳炎

【配方】已出蛾蚕茧10个，冰片0.15克。

【用法】将茧壳剪碎，置瓦上煅存性，加入冰片，共研为极细末，贮瓶中备用。取少许吹入耳中，每日2次。

【主治】慢性化脓性中耳炎。

## 陈皮、煅明矾治疗中耳炎

【配方】陈皮24克，煅明矾9克。

【用法】共研细末，吹入耳内。

【功效】燥湿化痰，清热解毒。

【主治】化脓性中耳炎。

## 蜈蚣、芝麻油治疗中耳炎

【配方】蜈蚣1条，芝麻油50克。

【用法】油炸蜈蚣，炸焦后去蜈蚣置冷，用芝麻油滴耳，每次少许，每日3次。

【功效】清热解毒。

【主治】慢性中耳炎。

# 第六章

# 美容科

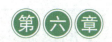

## 洁齿白牙

洁齿白牙偏方可祛风清热、芳香避秽、洁齿涤垢。使用以下洁齿白牙偏方时，应常漱口、刷牙，保持口腔清洁卫生，并积极治疗牙齿及口腔各种疾患。避免大量吸烟、饮酒、喝茶、食糖等。

### 盐、杏仁洁齿防龋

【配方】盐120克（烧过），杏仁30克（汤浸，去皮尖）。

【用法】将药研成膏，每用揩齿。

【功效】使牙齿白净，防龋。

### 茶叶漱口爽口洁齿

【配方】茶叶（红茶、绿茶、花茶均可）。

【用法】开水冲泡，以浓为佳。漱口。

【功效】去污渍，爽口腔。清爽口腔，提神醒脑。

### 陈醋除牙垢、牙结石

【配方】老陈醋1瓶。

【用法】每晚刷牙前含半口陈醋，漱口2～3分钟，然后吐出再刷牙（不用牙膏），最后用清水漱净。2～3日见效，最多进行8次，即可除去牙垢、牙结石。

【功效】除牙垢、牙结石。

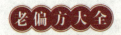

# 生眉扶睫

生眉扶睫偏方可通过养血泽毛、益肾滋阴、活血祛风、补肺健脾等途径，促使眉毛、睫毛生长旺盛，并可治疗眉毛脱落、防止睫毛倒伏。

## 蔓荆子可生眉

【配方】蔓荆子（微炒）12克，醋适量。

【用法】将药捣筛为末，以醋和，每夜涂之。

【功效】生眉。

## 雄黄末、醋治疗眉毛脱落不生

【配方】雄黄末30克，醋适量。

【用法】将药用食醋调成稀糊状后，均匀地涂于眉骨上，可使眉毛再生而黑亮，每日睡前涂，次晨洗去。

【主治】眉毛脱落不生。

## 生姜、半夏治疗眉毛脱落不生

【配方】生姜、半夏各适量。

【用法】半夏为末，麻油调，先用生姜擦3次，然后用上药涂之。

【主治】眉毛脱落不生。

## 墨旱莲可生眉

【配方】墨旱莲若干。

【用法】捣烂取汁、磨生铁涂之，以手指揩摩，令药气透内，每日可涂2～3次。

【功效】生眉。

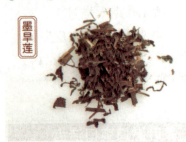

墨旱莲

## 侧柏叶、附子等可使新眉生长

【配方】侧柏叶（切）500克，附子（去皮脐，生用）60克。

【用法】上药为末，以猪脂和，做20丸，棉裹，密藏之，无令泄气，以备自用。每日1丸，在米泔水中化开，洗眉部。

【功效】连续10日可使新眉生长。

# 明目益睑

明目益睑偏方可使目睛澄澈明亮、调视有神，眼睑肌力增强，弹性增强，眼目睛白瞳黑，目光炯然。

## 侧柏叶可凉血明目

【配方】侧柏叶适量。

【用法】研成细末，作枕用。

【功效】凉血明目，防止风热上吹，目睛混浊。

## 海盐、细茶使眼眸清澈

【配方】海盐、细茶各适量。

【用法】上药以开水冲泡，每早用其洗眼。

【功效】防止眼部组织老化，并使眼眸清澈。

## 桑叶、甘菊等平肝明目

【配方】桑叶、甘菊、生地黄、女贞子（研）各6克，羚羊角尖（锉细为末）、密蒙花、生杭芍、炒枳壳各4.5克，生牡蛎6克，泽泻3克。

【用法】共为细末，炼蜜为丸，如绿豆大。每服6克，用白开水送服。

【功效】平肝明目。可作为眼睛的日常保健方。

密蒙花

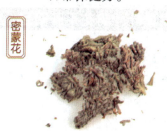

## 肉苁蓉、巴戟天等充精明目

【配方】肉苁蓉120克（酒洗后去心及杂质），巴戟天、菊花、枸杞子各60克。

【用法】上药晒干，共研为细末，炼白蜜为丸，如梧桐子大。每服15克，每日2次，淡盐水吞服。

【功效】充精明目。

【主治】视物昏花。

## 巴戟天、五味子等明目益视

【配方】巴戟天（水浸去心）30克，五味子90克，枸杞子（拣

净）12克，肉苁蓉（酒浸
1宿焙干）60克，甘菊花
150克。

【用法】共研为细末，炼蜜为丸，
如梧桐子大。每服50丸，
饭前盐酒送下。

【功效】养血填精，明目益视。

## 霜桑叶、菊花平肝明目

【配方】霜桑叶、菊花各6克。

【用法】共研细末，炼蜜为丸，如
绿豆大。每服6克。

【功效】平肝明目，对慢性眼疾有
治疗保健作用。

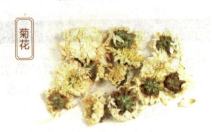

菊花

## 荞麦皮、绿豆皮等明目益视

【配方】荞麦皮、绿豆皮、黑豆皮、
决明子、菊花各适量。

【用法】上药共研为细末，相拌均
匀，装入布袋内制成枕头，
外用塑料袋套封，晚上用
时取下塑料袋枕之。

【功效】明目益视。

## 黄芪、人参等明目

【配方】黄芪60克，人参、炙甘草、
白芍各30克，陈皮15克，
蔓荆子6克。

【用法】水煎服，每日1剂，分3次服。

【主治】气血不足所致的睡起胞睑
浮肿。

【注意事项】服用本方期间，忌食
酒、醋、湿面、酱料、葱、蒜、韭
菜及生冷硬物等。

## 党参、钩藤等治疗上睑下垂

【配方】党参、白术、茯苓、当归、
钩藤、全蝎、炙黄芪各12
克，银柴胡、升麻、陈皮、
甘草各3克。

【用法】水煎服，每日1剂。

【主治】上睑下垂。

钩藤

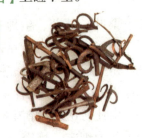

# 健鼻护耳

　　健鼻护耳偏方能使耳鼻部皮肤润泽，鼻耐风寒，耳耐冷冻，鼻腔通气正常，耳郭坚韧挺括。其作用机制为润肺健脾，御风利湿或温经散寒，养血通脉，滋肾泻热。

## 苍耳子、蝉蜕等疏风健脾、健鼻护耳

【配方】苍耳子、蝉蜕各6克，防风、蒺藜、玉竹、百合各9克，炙甘草4.5克，薏苡仁12克。

【用法】水煎服，每日1剂。

【功效】疏风健脾，能使鼻部肤色明润有光泽，防止鼻部疾患发生，维持其正常的生理功能。

## 人参、荆芥等预防鼻伤风

【配方】人参、煅鱼脑石各15克，荆芥、桔梗、甘草各10克，细辛3克，诃子6克。

【用法】水煎服，每2日1剂，亦可适当调整用量做丸服用。

【功效】通利鼻窍，可预防鼻伤风、鼻尖青紫、鼻流清涕及窒塞不通。

## 麻黄、栀子等治疗鼻伤风流涕不止

【配方】麻黄、栀子、生甘草、辛夷各10克，杏仁15克，生石膏30克，苍耳子3克。

【用法】水煎服，每日1剂，早、晚分2次服。

【功效】宣肺通窍。

【主治】鼻伤风流清涕不止。

## 小蓟预防鼻疾而护鼻

【配方】小蓟1把。

【用法】用水3碗，煮取1碗，分多次饮服。

【功效】护鼻，预防鼻疾。

小蓟

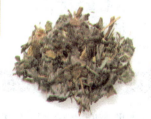

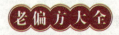

## 玄参、麦冬等养阴润燥

【配方】玄参、麦冬各15克，薄荷3克，黑芝麻、川贝母各12克，甘草、牡丹皮各6克，枇杷叶、生地黄、霜桑叶、白芍各10克。

【用法】水煎服，每日1剂，早、晚分服。

【功效】养阴润燥，清肺健鼻。预防鼻部干燥失泽。

## 水发腐竹、苋菜等祛痰聪耳

【配方】水发腐竹（切段）100克，苋菜200克，素油50克，葱丝、盐、糖、味精和葛根粉各适量。

【用法】在炒锅中加油，待热后放入葱丝，炒出香味后下水发腐竹段煸炒至七成熟，再加入苋菜翻炒，加盐、糖、味精至熟透，勾葛根粉汁汤，汁明亮即可出锅。

【功效】祛痰，清肝，聪耳。经常佐餐食用本品，能改善和增强听力。

## 罗布麻叶、李子等预防听力减退

【配方】罗布麻叶10克，李子（实）1 000克，用沸水烫软，去皮，除核，蜂蜜适量。

【用法】将罗布麻叶放入砂锅中加水适量，煎煮30分钟，用纱布过滤，收取滤液备用。将李子肉放在砂锅或不锈钢锅中，加入罗布麻叶的滤液，煮至汤汁将尽时，加入蜂蜜继续煎煮，随时搅拌翻动，收汁即可。直接食用。

【功效】清肝，补虚聪耳。常食可预防听力减退。

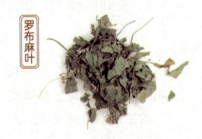

罗布麻叶

## 大黄、芒硝等清内热，治疗酒渣鼻

【配方】大黄、芒硝、槟榔、白果仁各等份。

【用法】前3味药共研为末，调敷患处，每日3～4次。洗净后，再用白果仁嚼烂敷之。

【功效】清内热，涤积邪，消肿凉血。

【主治】酒渣鼻。

# 润发香发

润泽毛发偏方，关键在于保持人体脏腑气血旺盛，经络畅通。使用润发香发剂时，应常梳发、洗发，保持头发清洁卫生。

## 黑芝麻、白糖养血乌须发

【配方】黑芝麻、白糖各适量。

【用法】将黑芝麻洗净晒干，用文火炒熟，研磨成粉，加入适量白糖装入瓶中，随时取食。早、晚用温水调服2羹匙。也可冲入牛奶、豆浆或稀饭中食用；或做馅蒸糖包；也可做芝麻盐烧饼。

【功效】养血润燥，补肝肾，乌须发。

## 龙眼肉、莲子等乌发荣颜

【配方】龙眼肉10克，莲子15克，大枣10克，粳米50克。

【用法】上药共煮成粥，每日2次，连服15～30日。

【功效】气血双补，乌发荣颜。

## 何首乌、鸡蛋使须发黑润

【配方】何首乌30克，鸡蛋2枚。

【用法】先将鸡蛋刷洗干净，砂锅内放入清水，把鸡蛋连皮同何首乌共煮30分钟，待蛋熟后去壳再放入砂锅内煮30分钟即可。先吃蛋，后饮汤。

【功效】滋阴养血。

【主治】须发早白、脱发过多、未老先衰、遗精、血虚便秘、体虚头晕。适用于虚不受补者服用。

## 桑椹、黑芝麻等乌发养发

【配方】桑椹（或桑叶）、黑芝麻、蜂蜜各适量。

【用法】取适量桑椹（或桑叶）洗净，晒干，研末与4倍的黑芝麻粉拌匀，贮存于瓶中；用时取桑麻粉适量，加入蜂蜜，揉成面团，再分成约10克重的小丸。每日早、晚各服1丸。

【功效】乌发养发。

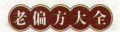

# 生发茂发

生发茂发，其作用机制为填补肾精、养血活血、祛风润燥。

## 羌活、当归等养血生发

【配方】羌活、天麻、白芍、木瓜、菟丝子、当归、川芎、熟地黄（酒蒸捣膏）各120克。

【用法】前7味药共研细末，加地黄膏，炼蜜为丸，如梧桐子大。每次9克，每日2~3次，饭后温酒送服。

【功效】养血生发，祛风活络。

【主治】脂溢性脱发。

## 藿香、白芷等治疗妇人发不长

【配方】零陵香、白芷、蔓荆子、生附子、藿香各50克，荆芥枝15克，芝麻油适量。

【用法】上药为末，绵包扎于瓶内，用芝麻油500克浸，然后用纸封口，埋地下半月，取刷之。

【功效】祛风生发。

【主治】妇人发不长。

## 莲花须、卷柏叶等治疗发落不生

【配方】莲花须（阴干）、零陵香各3克，卷柏叶、白芷、川芎、防风各15克，芝麻油适量。

【用法】上药细切，以绵裹，入生椒70粒，芝麻油250克，浸于新瓶中埋地下7日，取出涂发稀少处。

【主治】发落不生。

## 鸡血藤、生地黄等养血生发

【配方】鸡血藤、生地黄、熟地黄、何首乌、白芍、桑椹各15克，生黄芪30克，川芎、墨旱莲各9克，天麻、冬虫夏草、木瓜各6克。

【用法】水煎服，每日1剂。

【功效】滋补肝肾，养血生发。

## 生姜汁等治疗生发、茂发

【配方】生姜汁、生地黄汁各100毫升。

【用法】上药相和，令匀，夜卧涂之，10日发便生。

【功效】生发、茂发。

# 乌须黑发

乌须黑发偏方作用机制是滋肾精，充气血，以及护发、荣发、染发等。许多乌须发的外用剂具备直接着色的作用。

## 黑豆、雪梨滋补肺肾

【配方】黑豆30克，雪梨1～2个。

【用法】将雪梨切片，加适量水与黑豆一起放锅内旺火煮开后，改文火煮至烂熟。吃梨喝汤，每日2次，连用15～30日。

【功效】滋补肺肾。

## 菟丝子、茯苓等滋阴补肾

【配方】菟丝子、茯苓、黑芝麻各15克，白莲肉10克，紫珠米100克，食盐适量。

【用法】前4味药洗净，与紫珠米混合，加适量水，旺火煮开后，移至微火上煮成粥，加少许食盐，食用。

【功效】滋阴补肾，乌发美发。

## 白檀香、白及等使须发返黑

【配方】白檀香末、香白芷、白及、青黛、甘松香各30克，山茶子90克，滑石、零陵香各60克。

【用法】上药共研为末，每用时以淘米水（发酵后更好）将头发洗净，再将上药末30克均匀撒于发上，用梳子反复梳理。

【功效】须发返黑。

## 龙眼肉、大枣等乌发荣颜

【配方】龙眼肉、大枣各10克，莲子15克，粳米50克。

【用法】上药共煮成粥，每日2次，连服15～30日。

【功效】气血双补。

【主治】乌发荣颜。

## 何首乌、枸杞子等乌须发

【配方】何首乌20克，枸杞子15克，大枣6枚，鸡蛋2枚。

【用法】将药物与鸡蛋同煮至熟，去渣后食蛋饮汤。每日1剂，连服10～15日。

【功效】滋阴补肾。有乌须发之效。

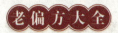

# 增白莹面

　　增白莹面偏方能使面容色白如玉、光净悦泽，作用机制为祛风活血、宣肺补肾、涂泽膏润、祛斑莹肌、白皙皮肤。

## 冬瓜润肤白面

【配方】冬瓜1个。

【用法】冬瓜去青皮,肉、瓤、子均用。瓜肉切片，以酒1升半，水1升，同煮烂，用竹筛滤去渣，再以布滤过，熬成膏，入蜜500克再熬，稀稠得所，以新棉再滤过，用瓷器盛。用时取栗子大，用于擦面。

【功效】润肤白面。

【主治】颜面不洁、苍黑无华。

## 生半夏祛风白面、细面嫩容

【配方】生半夏适量。

【用法】生半夏焙干，研为细末，米醋调匀，贮瓶备用。涂敷面部，从早至晚频涂，3日后用皂荚汤洗下。

【功效】散结行瘀，祛风白面、细面嫩容。

## 冬瓜仁、白杨皮等和气血、润皮肤

【配方】冬瓜仁38克，白杨皮15克，桃花30克。

【用法】捣细，饭后服，每日3次，每次3克。欲白，加瓜子；欲赤，加桃花。30日面白，50日手足俱白。

【功效】和气血、润皮肤。

【主治】头面手足黑，令皮肤光泽洁白。

# 抗皱驻颜

抗皱驻颜偏方具有防止或减少面部皱纹，延缓衰老，留住容颜，保持青春作用的一类方剂。其机制为补益气血，益肾填精，调养脾胃，疏风活血，滋养肌肤。

## 青木香、零陵香等抗衰去皱

【配方】青木香、零陵香、白附子、白蜡、川芎、白芷、香附子各60克，茯苓、甘粉各30克，羊髓（炼之）150克。

【用法】上药以酒水250毫升渍1宿，煎三上三下，候酒水气尽，膏成去渣，收贮使用，涂面作妆。

【功效】祛风寒，令面光悦、抗衰去皱。

## 莲子、芡实等消除皱纹

【配方】莲子、芡实各30克，薏苡仁50克，龙眼肉8克，蜂蜜适量。

【用法】上药加水煮60分钟后食用。

【功效】消除皱纹，白面美容。

## 鸡蛋抗皱驻颜

【配方】鸡蛋3枚。

【用法】酒浸鸡蛋，密封4～5日即成。用时，取其蛋清敷面。

【功效】润肤，白面，减皱。

## 桃花、荷花、芙蓉花活血润肤

【配方】桃花、荷花、芙蓉花等各适量。

【用法】春取桃花，夏取荷花，秋取芙蓉花，冬取雪水煎三花为汤，频洗面部。

【功效】活血，润肤，去皱。

## 枸杞子、白酒补虚损长肌肉

【配方】枸杞子250克，白酒500毫升。

【用法】将枸杞子放入小口瓶内，加入白酒，密封瓶口，每日振摇1次，7日后开始饮用，边饮边添白酒，每日晚餐或临睡前随时饮用，不会饮酒者，也可用葡萄酒。

【功效】补虚损，长肌肉。益面色，防皱纹。

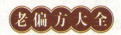

# 附：保健滋补方

## 养肝

　　肝脏在人体中的重要作用，主要表现在肝脏有贮存血液和调节人体情志两方面。若肝血虚，可出现头晕目眩、面色苍白或萎黄、唇舌淡白，脉细无力等，肝血虚甚，血不荣筋，虚风内动，可出现手足麻木、筋脉拘急，甚至血虚生风等证候。在情志方面，若肝气不疏，可出现胸闷、善太息、烦躁易怒等症状，尤其是肝失调会导致脑部功能失调，还可出现记忆力减退，思维迟钝。因此，养肝对人体的保健作用是十分重要的。

### 干菊花利肝明目

【配方】干菊花 10 克。

【用法】取干菊花放入瓷杯中，以沸水冲泡，温浸片刻，即可饮用。

【功效】利肝明目。

【主治】阴虚阳亢之头晕目眩。

### 羊肝、鸡蛋清等补肝明目

【配方】羊肝 1 具，鸡蛋清、芝麻油、酱油、醋、黄酒、葱白、生姜、白糖、食盐各适量。

【用法】羊肝用热水洗净，切成薄片，放入碗中，加鸡蛋清、黄酒、酱油、醋、葱白、生姜、食盐、白糖，拌匀备用。芝麻油倒入炒锅烧至七成熟时，放入调制好的羊肝，猛火急炒四五翻即成，味极鲜嫩滑脆。

【功效】补肝明目。

【主治】肝虚视物不清，夜盲症。

### 枸杞芽、羊瘦肉养肝明目

【配方】枸杞芽 100 克，羊瘦肉 200 克，黄酒、葱、姜、芝麻油各适量。

【用法】枸杞芽择洗干净，细切备

用；羊肉切碎，放入锅中加清水、黄酒、葱、姜，旺火烧沸后加入枸杞芽，文火煨炖至熟烂，用湿淀粉勾芡，食盐调味，临出锅前，淋上少许芝麻油。

【功效】养肝明目。

【主治】肝肾不足、虚火上炎所致的头晕目眩。

## 银耳、鸡肝等补肝益肾

【配方】银耳15克，鸡肝100克，枸杞子5克，茉莉花34朵，绍酒10克，姜汁、盐、豆粉、清汤各适量。

【用法】将鸡肝用清水洗净，切成片，放入碗中，加适量水、豆粉、绍酒、姜汁、盐调匀待用；银耳泡涨洗净，撕成小片，用清水浸泡待用；茉莉花剔去花蒂，洗净放入盘中；枸杞子洗净待用；把汤勺置于火上，放入清汤，调入绍酒、姜汁、盐，随即加入银耳、鸡肝、枸杞子，烧开，撇去浮沫，待鸡肝、银耳煮熟，盛入碗中，撒上茉莉花即成。

【功效】补肝益肾，明目益颜。常食可使眼睛明亮、炯炯有神。

## 莲子、枸杞子等可滋肾益气

【配方】莲子、冰糖各200克，枸杞子15克，糖水橘子10瓣，糖水樱桃15粒，青梅干10克。

【用法】青梅干切成小方丁待用。将莲子放入沸水中泡一两分钟，即用竹筷用力搅拌，搅上莲子外皮，要趁水热时去皮，才能见效。把去皮后的莲子冲淋一遍，用细竹竿捅去莲子心，除去莲子头，再用热水泡洗一下，放入大碗内，加入开水（水要浸没莲子）、枸杞子和冰糖，用一张干净的纸将碗口封住（防水汽进入）。放在蒸锅里，用旺火蒸50分钟后取出。将糖水橘子、糖水樱桃、青梅丁放在莲子汤内，即可食用。

【功效】润肺清肝，滋肾益气，生精助阳，补虚劳，强筋骨。

# 补阳

阳，指阳气。中医经典著作《黄帝内经》中解释说：人体的阳气，就好像天上的太阳一样，给大自然以光明和温暖；如果失去了它，万物便不得生存。人若没有阳气，体内就失去了新陈代谢的活力，不能供给能量和热量。这样，生命就会停止。足见阳气对人体生命活动是多么重要。补阳，适用于阳虚之人。如在寒冷的冬季，一些年老体弱的人往往容易感觉手足不温，畏寒喜暖。人们把这种情况叫作"火力不足"，即阳虚。

## 羊肾、肉苁蓉等补肾阳、益精髓

【配方】羊肾1对，肉苁蓉30克，黄酒、葱白、生姜、食盐各适量。

【用法】羊肾去外膜，冲洗干净，切碎备用。肉苁蓉用黄酒浸泡1宿，去皱皮，细切备用。羊肾、肉苁蓉放入锅中，加入清水、黄酒、葱白、生姜、食盐，煮至熟烂即成，空腹进食。

【功效】补肾阳，益精髓。

【主治】肾虚劳损，阳痿，腰膝冷痛，下肢无力。

## 大对虾、白酒温肾壮阳

【配方】新鲜大对虾1对，60度白酒250毫升。

【用法】大对虾置大口瓶或瓷罐中，加入白酒密封浸泡1周。每日随量饮酒，也可佐餐。酒尽时，烹食大对虾分顿食用。

【功效】温肾壮阳。

【主治】性功能减退、阳痿等症。

## 新鲜精羊肉、粳米益气血、补虚损

【配方】新鲜精羊肉150～250克，粳米适量。

【用法】将羊肉洗净，切成肉块，同粳米煮粥。

【功效】益气血，补虚损，暖脾胃。

【主治】阳气不足、气血亏损、体弱羸瘦、中虚反胃、恶寒怕冷、腰膝酸软等。

## 葱白、大蒜温阳祛寒

【配方】葱白500克，大蒜250克。

【用法】将葱白洗净，大蒜去皮，葱白切段，大蒜砸碎。两者置入锅中，加水2 000毫升，煮沸15分钟即可。可供家里多人饮用，每人每次饮1茶杯，每日3～4次。

【功效】温阳祛寒，可防春寒袭表。

## 鹿肉、大枣等补五脏、润血脉

【配方】鹿肉1 000克，大枣、酱油、料酒、姜片、花椒、精盐各适量。

【用法】鹿肉先用清水洗净，放入沸水锅中焯去血水，捞出洗净，切约50克重的块。大枣洗净去核。将鹿肉下锅后，注入适量清水、料酒、大枣、花椒、精盐、姜片，炖到鹿肉八成熟，加酱油上色，再炖到鹿肉烂熟即成。

【功效】鹿肉性温味甘，能补五脏、润血脉。

## 狗脊、金樱子等滋肾补血

【配方】狗脊、金樱子、枸杞子各15克，狗肉500克，精盐、料酒、花椒各适量。

【用法】狗脊洗净，用水浸透，切片；将金樱子、枸杞子拣去杂质洗净；将狗肉洗净，放沸水锅中焯去血水，捞出用冷水洗净后切成块。将狗脊、狗肉放入锅中，注入适量清水，用武火烧沸，撇去浮沫，改为文火炖至狗肉熟透。加入金樱子、枸杞子、花椒、盐、料酒，炖至狗肉熟烂即成。

【功效】滋肾补血，益精明目，强阳事。

【主治】肾虚、尿频、遗精、阳痿、早泄、脚软及多尿。

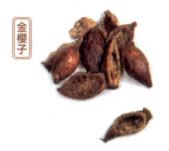

金樱子

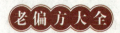
# 补阴

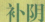

阴，是指阴精。精为真阴，是化生元气的基本物质。精盈则生命力强，不但能适应四时气候的变化，抗御外邪的侵袭，而且还能延缓衰老；精亏则生命力减弱，抵御外邪的能力减退。而诸病之是所由生也，机体则易衰老。

补阴法，适用于阴虚，是指濡养人体的物质缺乏。临床表现为面红潮热、体瘦、五心烦热、口干咽燥、盗汗、遗精、疲乏、眩晕、心悸、失眠、舌上少苔、脉细数等。

## 鸡蛋、阿胶等滋阴润燥、补益脾胃

【配方】鸡蛋1枚，阿胶10克，黄酒、食盐各适量。

【用法】将阿胶洗净，放入碗中，隔水蒸至阿胶烊化，打入鸡蛋，加清水，和黄酒搅拌均匀，继续煮至羹成，每日1次。

【功效】滋阴润燥，养血安胎，补益脾胃。

## 山药、猪里脊可滋阴补肾

【配方】山药100克，猪里脊50克，食盐适量。

【用法】把山药去皮洗净后，与猪里脊一同切丝，倒入事先烧好的荤汤中煮沸，用食盐调味，可饮用。

【功效】滋阴补肾，健胃止泻。适合身体虚弱、烦热失眠者食用。

# 补气

中医认为，人身三宝为精、气、神。气是生命活动的根本和动力，它充满全身，运行不息，关系着人体的健康与长寿。《黄帝内经》曰："百病生于气也。"因此，必须注意补气。

补气法，适用于气虚之人。即气不够用，动则气喘。经常感到疲倦乏力、少言懒语、食欲不振、舌淡苔白，舌边有齿痕、脉虚弱无力等。

## 芡实、莲子等健脾益气

【配方】芡实、山药、茯苓、莲子、薏苡仁、白扁豆、党参、白术各6克，大米100克，糖适量。

【用法】上8味中药加水共煮40分钟，捞出党参与白术的药渣，再加入淘干净的大米，继续煮烂成粥，分顿调糖食用，连吃数日。

【功效】健脾益气，温阳利湿。

【主治】体虚无力、虚肿、泄泻等。

## 生黄芪、粳米等补气

【配方】生黄芪40克，粳米100克，红糖少量，陈皮末1克。

【用法】每次取生黄芪浓煎取汁，选用粳米、红糖少量同煮，等粥将成时，调入陈皮末，稍沸即可。

【功效】补益元气，健脾养胃，利水消肿。

【主治】劳倦内伤、慢性腹泻、体虚自汗、老年性浮肿、慢性肝炎、慢性肾炎、疮疡久溃不收口等一切气血不足的病症。

# 补血

　　血内养脏腑，外濡皮毛筋骨，维持人体各脏腑组织器官的正常功能活动，使目能视、脚能步、手能捏、指能捏、神志清晰、精力充沛，这些都是血的功能。若血虚，不能营养人体，则面色无华、视力减弱或模糊、眼球干涩、关节活动不灵、四肢麻木、皮肤干燥或发痒、神志异常、头痛眩晕、惊悸，失眠多梦等，因此必须重视补血。

## 大枣、花生仁益气养血

【配方】大枣50克，花生仁100克，红糖50克。

【用法】大枣洗净泡发，花生略煮后取花生衣，将大枣与花生衣共同放入煮花生的水中，加适量水，文火煮30分钟，捞出花生衣，加入红糖，溶化后收汁，当点心服用。

【功效】益气养血。

【主治】血虚。

## 玫瑰花、羊心等养血安神

【配方】鲜玫瑰花50克(干品15克)，食盐50克，羊心500克。

【用法】先将玫瑰花放在小铝锅中，加入食盐和适量水煎煮10分钟，待冷备用。羊心洗净，

切块，用竹签串在一起后，蘸玫瑰盐水反复在火上烤，嫩烧即可。趁热食用。

【功效】补心安神，养血安神。

【主治】心血亏损所致的惊悸失眠。

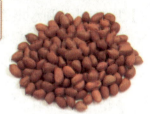

花生仁

## 藕、粳米等补血

【配方】藕适量，粳米100克，砂糖少许。

【用法】将藕洗净，切成薄片，同粳米、砂糖同入砂锅内煮成稀粥。

【功效】健脾开胃、益血止泻。

【主治】食欲不佳，便溏。

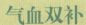

# 气血双补

　　气血双补是指既能补血，又能补气。临床上既有气不够用而出现的短气、乏力、不耐疲劳、倦怠之气虚，又有血不足而出现的头晕、心悸、面色苍白、失眠、健忘等血虚的表现，需要气血双补。

## 鲜葡萄汁、蜂蜜滋肝肾阴液

【配方】鲜葡萄汁 500 毫升，蜂蜜 1 000 毫升。

【用法】葡萄汁以小火煎熬浓缩至黏稠如膏时，加入蜂蜜，加热至沸，停火待冷，装瓶备用。每次 1 汤匙，以沸水化开代茶饮用。

【功效】葡萄性味甘、酸、平，能滋肝肾阴液，配合蜂蜜，具有补益气血、润燥等作用。

【主治】热病烦渴、食欲不振等。

## 黑豆、猪油长肌肤益颜色

【配方】黑豆 1 000 克，猪油适量。

【用法】黑豆如常法做酱，调入猪油炼成膏。每次 1 匙，开水冲服，每日 2 次。

【功效】长肌肤，益颜色，增气力，肥健人。

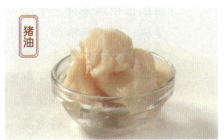
猪油

# 阴阳两补

既有阴虚，又有阳虚，即阴阳两虚。临床常出现的症状有畏寒、肢冷、五心烦热、腰膝酸软、周身乏力、倦怠、头晕目眩、舌淡、脉细弱无力等。

## 罐头鲍鱼、熟火腿等滋补强壮

【配方】罐头鲍鱼半听，熟火腿、鲜蘑菇、豌豆苗各 15 克，料酒、精盐、味精、鸡清汤各适量。

【用法】将罐头鲍鱼取出，斜刀切成薄片，熟火腿切成小片。鲜蘑菇斜刀切成片。豌豆苗掐根留嫩尖择洗干净。坐锅，倒入鸡清汤，汤开后分别将熟火腿片、鲜蘑菇片、鲍鱼片、豌豆苗下锅烫透，捞出，倒入汤碗。炒勺上火，倒入鸡清汤，加入料酒、精盐、味精，调好味后，见开，撇出浮沫，盛入汤碗中即可。

【功效】滋阴润燥，平肝潜阳。

【主治】高血压、肝阳上亢、头目眩晕、肺结核、潮热盗汗、五心烦热等。

## 水发海参、冬笋片等滋阴壮阳

【配方】水发海参 90 克，冬笋片 15 克，水发冬菇 5 克，熟火腿末 2 克，料酒，精盐、味精、胡椒粉、葱、姜、猪油、鸡汤各适量。

【用法】海参切丁，冬笋、冬菇切碎。锅中放入猪油烧热后，放入葱、姜末爆焦，倒入鸡汤，再捞出葱、姜，然后加入海参、冬菇、冬笋、精盐、料酒、味精等，煮沸勾芡，倒入火腿末，撒上胡椒粉即成。

【功效】滋阴壮阳，通肠，消炎。

【主治】更年期气血不足、肾阳虚弱、肝肾不足、脏腑亏损而引起的疾病，以及高血压、血管硬化症等。

# 补益肺气

由于肺主气，又司呼吸，故肺在人体中具有重要的作用。正如《黄帝内经》中所说："肺者，相傅之官，治节出焉。"如果肺气虚，就会表现出神疲乏力、少气懒言、舌质淡白、脉象虚弱等症状。

## 干山药片、粳米补脾胃、滋肺肾

【配方】干山药片 45 ~ 60 克（或鲜山药 100 ~ 120 克），粳米 100 克 ~ 150 克。

【用法】将山药洗净切片，同粳米共煮粥。

【功效】补脾胃，滋肺肾。

【主治】脾虚腹泻、慢性久痢、虚劳咳嗽等。

## 白木耳、冰糖滋阴润肺

【配方】白木耳 10 克，冰糖 30 克。

【用法】将白木耳用清水浸泡 2 小时左右，然后拣去杂质，放在盆内，倒入沸水，加盖闷泡 30 分钟，使之泡发膨胀，剪去蒂部末梢，用清水洗净，分成片状。与冰糖一同放入锅内，加清水 100 毫升，先用武火煮沸，再用文火煎熬 60 分钟，以白木耳熟烂为度。

【功效】滋阴润肺，养血和营。

【主治】阴虚肺燥，症见干咳有痰、大便燥结、咽喉痛等。

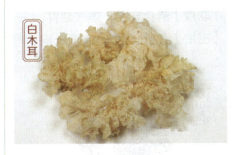

白木耳

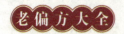
# 健脾益胃

在中医中，胃气是脾胃功能的总称，而脾胃是人体重要的器官之一，是气血生化之源。人体的生长发育，维持生命的一切营养物质，都要靠脾胃供给。若脾胃功能减弱，则人体的生长发育、新陈代谢就会受到严重影响。所以，古代养生大家特别强调"胃气"的重要性。名医华佗曾说，"胃者，人之根本；胃气壮，五脏六腑皆壮也……"《黄帝内经》说："人无胃气曰逆，逆者死。"总之，要想养生，要想延年益寿，就必须保养胃气。

## 炒山楂、炒麦芽等消食导滞

【配方】炒山楂、炒麦芽、炒谷芽、鸡内金、神曲各30克，橘皮15克。

【用法】上药干燥，共为细末，每服6～10克，米汤送下，每日3次。

【功效】消食导滞，理气健胃。

【主治】食欲不振、脘腹胀满、呕恶嗳气等。

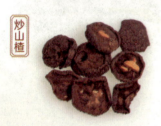

## 大麦芽、红茶健脾养胃

【配方】大麦芽30克，红茶3克。

【用法】大麦芽加水煮沸5分钟后，滤取汤液，倒入装有红茶的茶壶内，温浸10分钟，代茶饮。

【功效】健脾养胃，行气消食。适合食欲不佳者食用。

## 大枣、生姜等补中益气、健脾开胃

【配方】大枣、生姜各20克，甘草30克，食盐适量。

【用法】大枣去核，生姜切片，二者焙干待用；甘草与食盐炒制后，与大枣、生姜研为细末，装瓶收贮备用；每次10克，开水冲服，每日2次。

【功效】补中益气、健脾开胃。

【主治】脾胃虚弱、不欲饮食或食之呕吐。

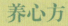

# 养心方

《黄帝内经》中说："心者，君主之官也，神明出焉。""心者，五脏六腑之大主。"均说明了若要养生保健，延年益寿，一定要重视对心功能的保健。古人早就明确指出："以此养生则寿。"

## 豆浆、粳米等健脾养胃

【配方】取新鲜豆浆适量，粳米 90 克，冰糖少许。

【用法】将豆浆同粳米煮粥，粥成后，加入冰糖少许，再煮一二沸即可。

【功效】健脾养胃，润肺，补虚。

【主治】年老体衰、营养不良以及血管硬化症、高血压、冠心病的防治。

## 葛根粉、粳米清热、止渴

【配方】葛根粉 30 克，粳米 60 克。

【用法】葛根粉、粳米煮粥。

【功效】清热，生津止渴，降血压。

【主治】高血压、冠心病、心绞痛、老年性糖尿病、慢性脾虚泻痢等。

# 补肾气方

中医养生学认为，人体生长发育、衰老与肾气关系密切，可以说衰老与否、衰老速度、寿命长短，在很大程度上取决于肾气的强弱。肾气旺盛，人就不易衰老，衰老速度也缓慢，寿命也长；反之，肾气衰，衰老的速度就会加快，寿命也短。正如医家叶天士所说："男子向老，下元先亏。"这里的"下元"，即指先天元气，而元气藏于肾，元气亏，即肾气虚，故人体变老。由此可见，能否延年益寿的关键在于是否能保养人体肾气。

## 当归、小川芎等固齿补肾

【配方】当归（酒浸）、小川芎、荆芥穗、香附末、白芍药、枸杞子、熟地黄各75克，川牛膝（去芦，酒浸）60克，细辛9克，补骨脂45克，升麻15克，青盐9克。

【用法】上药共研为末，用老米500克，煮饭合成丸，阴干，瓦罐封固，炭火或桑柴火，烧成灰，存性研为末，用铝盒盛之。清晨以药粉擦牙，然后温水漱咽服下。

【功效】固齿补肾。

【主治】肾虚之牙齿不固。

## 鹌鹑、枸杞子等补肝肾

【配方】鹌鹑1只，枸杞子30克，杜仲15克。

【用法】将鹌鹑、枸杞子、杜仲一起放入干净炖盅内，加入适量清水炖2小时，饮汤食鹌鹑。

【功效】补肝肾，强腰膝，健筋骨。

【主治】肝肾虚所引起的腰膝酸软、牙齿不固。

# 健脑益智

　　智力主要包括学习能力、记忆能力、适应能力、创造能力、思维能力等，而这些要素又相互影响，联系紧密。智力实际上是这些能力的综合反映。

　　在中医理论中，与智力有关的是神、志、思、意、智等精神意识思维方面的概念。传统益智保健方非常注意各脏腑的功能调养，对心、脾、肾三脏尤著。

## 柏子仁、猪心养心安神

【配方】柏子仁10克，猪心1具，食盐适量。

【用法】将猪心洗净，柏子仁放入猪心内，隔水炖煮至熟烂时加入食盐，切片装盘。

【功效】养心安神、益智、润肠。改善脑力。

## 干莲子健脾养心、益智安神

【配方】干莲子250克。

【用法】取干莲子250克，凉水浸泡，去除内心，倒入锅内，小火炖煮至莲子熟软时，加入适量冰糖调味，即可服下。

【功效】健脾养心、益智安神。适合用脑过度、健忘失眠者服用，常服可增强脑力，聪明智慧。

## 东北人参、干地黄等补益虚损

【配方】东北人参、干地黄、枸杞子各25克，淫羊藿、沙苑蒺藜、母丁香各15克，沉香、远志肉各5克，荔枝核7枚，60度高粱白酒1 000毫升。

【用法】将药去杂质，浸入酒中45日，每日1次，每次10毫升，徐徐呷服。

【功效】补益虚损，焕发精神，协调阴阳。适合肝肾不足、气血虚弱、精力衰弱、易于疲劳者。常服可使精力旺盛。

# 健骨强腰

骨骼的健壮与否，直接关系到人体是否强壮。中医认为"腰为肾之府"，因此，腰的好坏与肾的功能有关；同样，由于肾藏精，精出髓，髓养骨，骨的功能亦影响肾脏。所以，在某种意义上说，健骨强腰即补肾健骨。

## 猪肾、粳米等健脾补中

【配方】猪肾1具，粳米50克，葱白适量。

【用法】猪肾对剖两半，除去筋膜及腺体，切成碎丁，用黄酒、生姜、酱油调制。粳米煮粥，临熟时，下猪肾、葱白，再以小火继续煮炖至熟烂即可停火。每日2次。

【功效】和理肾气，健脾补中，扶正通阳。

【主治】老人脚气顽痹，缓弱不随，行履不能。

## 生栗子补肾强腰膝

【配方】生栗子500克。

【用法】将生栗子蒸熟后风干，收贮备用；每日食10颗，细嚼。

【功效】补肾，壮腰，强筋。

【主治】老人脚气，肾虚气损，脚膝无力，困乏之症。

【注意事项】一次多食栗子容易气滞难消，故以少量久服为宜。

# 补津液

中医认为津液的生理功能主要有滋润濡养和充养血脉两个方面。若人体津液不足，即可出现肠燥便秘、咽干口燥、口渴唇燥、舌干等症，以及皮肤干燥粗糙，甚至面容憔悴、头眩耳鸣、腰酸无力等。

## 红瓤西瓜、冰糖等止渴消烦

【配方】红瓤西瓜 200 克，冰糖、香蕉精、湿淀粉各适量。

【用法】将西瓜瓤切成小方丁；锅内放入清水烧开，加冰糖溶化后撇净浮沫，放入西瓜瓤丁，用湿淀粉勾芡，加少许香蕉精出锅即成。

【功效】止渴消烦，清热利水。

【主治】口渴心烦、轻度中暑患者。

## 猪油、生姜汁等补虚润燥

【配方】将猪油、生姜汁各 100 克，黄酒 50 毫升。

【用法】将猪油、生姜汁和黄酒同置锅中煮沸，待冷，装瓶备用。每次 1 汤匙，以沸水冲化饮用，每日 2 次。

【功效】除湿开胃，增进食欲，散寒活血，缓急止痛。

【主治】产后体虚、忽冷忽热、常出虚汗等。

## 芝麻油、蜂蜜治疗肺燥咳嗽

【配方】芝麻油、蜂蜜各 100 克。

【用法】芝麻油和蜂蜜分别用小火煎煮至沸，停火，晾温，混合调匀即可。每次直接食用 1 汤匙，每日 2 次。

【功效】补虚润燥，解毒。

【主治】肺燥咳嗽、肠燥便秘以及身体消瘦等。

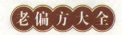
# 增力健体

元气是人体的根本之气，脾胃之气是人体的后天之本。要想增力，必须从脾胃、元气入手，凡是具有补脾、补元气作用的食物，都有一定的增力作用。

## 鲜牛奶、红茶等令人体健美

【配方】鲜牛奶100克，红茶、食盐各适量。

【用法】红茶熬成浓汁，去渣取汁，再把鲜牛奶煮沸，盛在碗里加入红茶水，同时加入适量食盐，和匀。每日1剂，空腹，代茶缓缓温饮之。

【功效】令人体健美，增加力气，皮肤润泽。

## 松树蘑、春笋等强身健体

【配方】松树蘑、春笋各50克，荸荠20克，调料适量。

【用法】松树蘑去根须，洗净，下油锅，用武火炒片刻。荸荠去皮切片，春笋切片，同倒入松树蘑的炒锅内，加水少许，煮片刻，调入精盐、味精，勾薄芡，淋油起锅。

【功效】强身健体。

## 生晒参益气健脾

【配方】生晒参3克。

【用法】生晒参切成薄片，放入保温杯内用开水闷泡30分钟，早晨空腹或晚上临睡前温饮之。在初饮2~3日内，忌食萝卜、浓茶、螃蟹、绿豆等物，以免降低药效。

【功效】益气健脾。

【主治】气虚之症，正常人常喝能增加气力。

## 党参、黄芪等益气温阳

【配方】党参、黄芪各30克，白术15克，干姜3克，鲦鱼1条，精盐适量。

【用法】前4味药水煎取汁，用汁煮鱼，熟后加精盐调味，食鱼饮汤。

【功效】益气温阳。

【主治】阳气虚弱、畏寒、疲倦、四肢乏力、便溏等。